令和版 実地臨床で役立つ

あらゆる診療領域からの
最新情報を収載

便秘 診療マニュアル

監修

日比 紀文
北里大学北里研究所病院
炎症性腸疾患先進治療センター センター長

鈴木 秀和
東海大学医学部医学科内科学系消化器内科学 領域主任教授

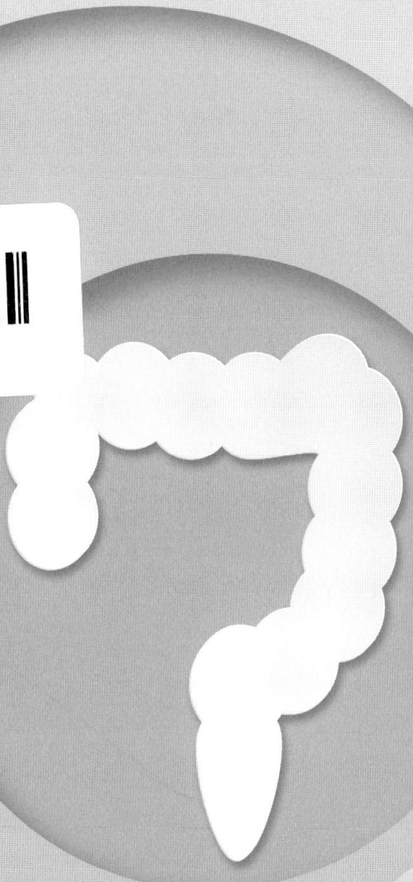

協和企画

『令和版 実地臨床で役立つ 便秘診療マニュアル』の発刊に寄せて

2007年10月に『便秘の薬物療法』を協和企画から出版した当時、便秘について現代医学的観点から総合的に論じた概説書はあまりなく、発刊とともに、全国の医療現場にて、便秘診療に関与する医師、薬剤師、看護師など医療従事者に広くいきわたり、2012年10月には第2刷を増刷して、本領域のバイブル的地位をいただくにいたりました。

その後、Rome委員会による機能性便秘や便秘型過敏性腸症候群の疾患概念の国際的コンセンサスが確立し、わが国でも『慢性便秘症診療ガイドライン2017』が発刊され、上皮機能変容薬といわれる新たな作用機序を持つ治療薬や新たな浸透圧下剤などが次々に上市されるにいたって、本領域の医学医療は急速に変化し、大きく進歩したといっても過言ではありません。

そのようななか、わが国の便秘診療の本家バイブルとして長い間、ご好評いただいてきた『便秘の薬物療法』を大幅に改訂して、『令和版 実地臨床で役立つ 便秘診療マニュアル』として出版することとなりました。

各領域各専門の先生方のご協力をいただき、便秘の疫学・病態・定義、各種疾患に伴う便秘、各種便秘治療薬といった項目についての最新情報を平易にまとめていただき、実践的なマニュアルとして発刊することができました。多くの医療関係者の方々にご愛読いただき、日常診療にお役立ていただけるものとなることを願っております。

2020年9月

北里大学北里研究所病院
炎症性腸疾患先進治療センター センター長
日比　紀文

東海大学医学部医学科内科学系消化器内科学 領域主任教授
鈴木　秀和

目　次

執筆者一覧（五十音順）

有賀　悦子	帝京大学医学部緩和医療学講座
飯田　　洋	横浜市立大学医学部医学教育学
池田　佳史	国際医療福祉大学熱海病院
稲森　正彦	横浜市立大学医学部医学教育学
岩田　悠里	横浜市立大学医学部医学教育学
大久保秀則	横浜市立大学大学院医学研究科肝胆膵消化器病学教室
大野　修嗣	大野クリニック（埼玉県小川町）
堅田　和弘	京都府立医科大学附属北部医療センター消化器内科／京都府立医科大学大学院医学研究科消化器内科学
勝野　秀稔	藤田医科大学総合消化器外科
鎌田　和浩	京都府立医科大学大学院医学研究科消化器内科学
河原秀次郎	国立病院機構西埼玉中央病院外科
黒水　丈次	松島病院大腸肛門病センター
小出　欣和	藤田医科大学総合消化器外科
小林　弘幸	順天堂大学医学部総合診療科学講座・病院管理学研究室
小林由美恵	大阪市立大学大学院医学研究科消化器内科学
財　　裕明	東邦大学医療センター大森病院総合診療・急病センター
坂元　伸吾	西ヶ原病院（東京都北区）
柴田　　玲	名古屋大学大学院医学系研究科先進循環器治療学寄附講座
清水　俊明	順天堂大学医学部附属順天堂医院小児科・思春期科
鈴木　秀和	東海大学医学部医学科内科学系消化器内科学
髙木　智久	京都府立医科大学大学院医学研究科消化器内科学
田中　和秋	西ヶ原病院（東京都北区）
千葉　俊美	岩手医科大学口腔医学講座関連医学分野
津田　弘之	名古屋第一赤十字病院産婦人科
土屋　淳郎	土屋医院（東京都豊島区）
富田　寿彦	兵庫医科大学内視鏡センター／消化器内科学
鳥居　　明	鳥居内科クリニック（東京都世田谷区）
内藤　裕二	京都府立医科大学大学院医学研究科消化器内科学
中島　　淳	横浜市立大学大学院医学研究科肝胆膵消化器病学教室
花井　恒一	藤田医科大学総合消化器外科
濱口　晃一	板橋中央総合病院付属アイ・タワークリニック
福井　広一	兵庫医科大学内科学消化管科
福土　　審	東北大学大学院医学系研究科行動医学東北大学病院心療内科
藤田　浩司	横浜市立大学附属病院臨床研修センター
藤原　靖弘	大阪市立大学大学院医学研究科消化器内科学
二神　生爾	日本医科大学消化器内科／日本医科大学武蔵小杉病院消化器内科
前田耕太郎	藤田医科大学病院国際医療センター

松島　　誠	松島病院大腸肛門病センター
松村奈緒美	松島病院大腸肛門病センター女性専門外来
眞鍋　雄太	神奈川歯科大学附属病院認知症・高齢者総合内科／藤田医科大学救急総合内科
三澤　　昇	横浜市立大学大学院医学研究科肝胆膵消化器病学教室
水上　　健	国立病院機構久里浜医療センター内視鏡健診センター
三原　　弘	富山大学医学部医師キャリアパス創造センター（附属病院消化器内科）
三輪　洋人	兵庫医科大学内視鏡センター／消化器内科学
室原　豊明	名古屋大学大学院医学系研究科循環器内科学
森　　英毅	ルーヴェン・カトリック大学消化器病トランスレーショナルリサーチセンター
山内　　浩	山内クリニック（神奈川県相模原市）
山田　佳彦	国際医療福祉大学熱海病院
山脇　博士	日本医科大学武蔵小杉病院消化器内科
雪下　岳彦	順天堂大学医学部病院管理学研究室

第1章

便秘の病態

1　便秘の病態・疫学と定義 ―機能性便秘と便秘型 IBS の違いも含めて

鈴木 秀和
東海大学医学部医学科内科学系消化器内科学

ポイント

① 国際的には、Rome Ⅳ基準による「機能性便秘」の定義が使用されている。
② わが国のガイドラインの定義では、便秘症とは「本来体外に排出すべき糞便を十分量かつ快適に排出できない状態」とされている。
③「便秘症」とは、便秘による症状が現れ、検査や治療を必要とする場合である。
④ 便秘の症状として排便回数減少によるもの、硬便によるものと便排出障害によるものがある。
⑤ これまでわが国の便秘の薬物治療は、酸化マグネシウム（浸透圧下剤）と刺激性下剤で行われてきた。

1. 便秘症の歴史

紀元前 1 万年前の旧石器時代、人類は次第に狩猟生活から農耕生活に移行することで、定住するようになりました。しかし、この狩猟生活から農耕生活への変化に伴って人類の運動量は格段に減少し、結果的に便秘という問題が出てきたといわれています。これは、野生動物には便秘はありませんが、人間に飼育されている動物（ペット）には便秘があることからも想像できます。

その後、紀元前 1500 年ころのエジプトでは、乾燥して焼いた大麦やビールが便秘薬として使われていたようです。大麦は食物繊維を豊富に含んでおり、現在でもよく大麦ご飯などで摂取されます。一方、ビール酵母にも食物繊維が豊富に含まれているので便秘解消に有効です。さらに、紀元前 350 年ころのマケドニアでは、アロエを便秘薬として使っていたようです。アロエに含まれる「アロイン」という成分に腸蠕動賦活作用があります。

さて、わが国の便秘治療は大変特徴的であり、塩類下剤の酸化マグネシウムとセンナなどの刺激性下剤が大変多く使用され、少なくとも昭和の時代までは、これだけで便秘の薬物治療を行ってきたと言っても過言ではありません。実は、この両者は、1823 年にドイツ人医師のシーボルトが、中国より長崎に来たときに持ちこんだ薬品類（十八道薬剤）のなかにありました。十八道薬剤の 1 つのカテゴリーが「下剤」であり、効果の強さで 3 つに分類され使い分けられていました。つまり、緩下剤（穏やかな作用の下剤）として、満邦（マンナ、モクセイ科植物の樹脂）、答麻林度（タマリンド、マメ科植物果実の油）、酒石塩（シュセキエン、葡萄酒発酵中に生じる結晶）、翁埵兒暴謨（オンドルボーム、蓖麻子：ヒマシ）があり、強下剤（強い下剤）としては、芦薈（ロカイ、アロエの葉の液汁を乾燥したもの）、刺抜兒（ラバル、タデ科植物大黄の根茎）、旃那（センナ、マメ科植物の葉）、芒硝（ボウショウ、硫酸ナトリウム）、硝石（ショウセキ、硝酸カリウム）、越弗尊曽屋度（エフソンソオト、塩）、翁埿兒曽屋度（オンドルソオト、塩）、麻倶涅矢亜（マグネシア、酸化マグネシウム）がありました。さらに、強強下剤（非常に強い下剤）として、胡芦董度（コロキント、コロシントウリ果実）、葯刺巴（ヤラッパ、中米サツマイモ属の植物の根）、接骨木皮（弗里尓暴謨フリールボーム、ニワトコ花）、藤黄（トウオウ、カンボジア産オトギリソウ科植物の樹脂）が入っていたようです。つまり、センナと酸化マグネシウムは強下剤として輸入されたものなのです。

2. 慢性便秘症

わが国の『慢性便秘症診療ガイドライン 2017』[1]（以下、ガイドライン）によれば、便秘症とは「**本来体外に排出すべき糞便を十分量かつ快適に排出できない状態**」です。つまり、単一の症状や疾患名ではなく、「排便回数や排便量の減少のために糞便が大腸の中に滞った状態」あるいは、「直腸の中にある糞便を快適に排泄できない状態」という病態を指します。このため、単に排便回数などの客観的指標だけではなく、腹痛や腹部膨満感、残便感、過度の努責などの主観的症状も含んだ診断指標が重要になります。米国消化器病学会（American College of Gastroenterology：ACG）は、医師がしばしば週３回未満の排便回数を便秘と見なすが、患者さんは硬便、不完全な排泄感、腹部不快感、膨満感などの幅広い症状を抱えており、排便障害を示唆する過度な努責、排便時の肛門直腸閉塞感、および摘便の必要性もその症状であるとしています[2]。毎日便通がある方でも便秘を訴える患者さんはいるというわけです。これは、現在のわが国のガイドラインとほぼ同義と考えられます。しかし、一般集団や医療者集団での調査では、いまだに便秘を排便回数の減少のみで判断する傾向が強いので、この点を再確認したうえで診断・治療に臨むことが重要です。いずれにしても、前記のような便秘状態で、医療が必要になったときに、「便秘症」となるのです。

便秘を分類すると、大きく、**器質性**と**機能性**に分けられます。器質性には、大腸がんやクローン病などのような**狭窄性**と巨大結腸などの**非狭窄性**があります。機能性は器質的疾患を認めない便秘ということになりますが、症状から**排便回数減少型**と**排便困難型**に大別できます。排便回数減少型は、排便回数や排便量が減少し、非生理的で過剰な量の糞便が大腸に貯留するため、腹部膨満感や腹痛などの症状が起こるもので、排便困難型は、直腸や肛門の排便機能が低下したために、直腸内の糞便を量的にも質的にも充分に排出できない便秘であり、排便困難感や残便感を生じます。

また、病態分類として、**大腸通過遅延型**、**大腸通過正常型**と**機能性便排出障害**の３つに分類します（表1）[1]。大腸通過遅延型には、糖尿病や甲状腺機能低下症などの内分泌代謝疾患、神経筋疾患、膠原病などに伴うものや、向精神薬、抗コリン薬、オピオイドなどによる薬剤性のもののほか、機能性消化管障害（functional gastrointestinal disorders：FGIDs）の一部も含ま

表1　慢性便秘の分類

<table>
<tr><td rowspan="2">原因</td><td colspan="3">器質性</td><td colspan="4" rowspan="2">機能性</td></tr>
<tr><td>狭窄性</td><td colspan="2">非狭窄性</td></tr>
<tr><td>症状</td><td></td><td>排便回数減少型</td><td>排便困難型</td><td colspan="2">排便回数減少型</td><td colspan="2">排便困難型</td></tr>
<tr><td rowspan="3">検査</td><td>大腸内視鏡検査</td><td></td><td>排便造影</td><td></td><td></td><td colspan="2">排便造影</td></tr>
<tr><td colspan="2">腹部X線</td><td></td><td colspan="3">大腸通過時間検査</td><td></td></tr>
<tr><td colspan="2">注腸造影</td><td></td><td></td><td></td><td></td><td></td></tr>
<tr><td>病態分類</td><td></td><td></td><td>器質性便排出障害</td><td>大腸通過遅延型</td><td colspan="2">大腸通過正常型</td><td>機能性便排出障害</td></tr>
</table>

（「日本消化器病学会関連研究会慢性便秘の診断・治療研究会：慢性便秘症診療ガイドライン2017、p3、2017、南江堂」を参考に作成）

れます。一方、大腸通過正常型はダイエットなどに伴う経口摂取不足、食物繊維摂取不足や便秘型過敏性腸症候群（IBS-C）などが含まれます。

さらに、機能性便排出障害としては、骨盤底筋協調運動障害、努責力低下、直腸感覚低下、直腸収縮力低下によるものが含まれます。

便秘症は全世界で高頻度に認められ、**白人に比べ非白人に多く、わが国では2.5～5.0％に便秘症状を認め、女性は男性の約2倍、とくに15歳以上50歳未満では圧倒的に女性に多く**、その後、**高齢に伴い男女ともに増加し、性差もなくなります**。

3. FGIDsとしての便秘：Rome基準

便秘の多くは機能性であり、機能性便秘（functional constipation：FC）、過敏性腸症候群（irritable bowel syndrome：IBS）、機能性排便障害に分類されます[3,4]。Rome委員会では、約10年ごとにRome基準を改訂しており、2006年にRome Ⅲが発刊、この頃からわが国でもRome基準の重要性が認識され、現時点のものは2016年発刊のRome Ⅳです。2019年5月にRome財団の理事長が、米国・ノースカロライナのDouglas Drossman教授から、ベルギー・ルーベンのJan Tack教授に代替わりし、次回のRome Ⅴは、2026年にJan Tack体制で発刊されることになっています。Rome Ⅳでは、FCやIBSの診断基準が明確に定義され、とくにIBSは厳しい基準となり、IBS人口は減りました。また、診断基準に用いる便形状として、**ブリストル便形状スケール**が採用されています（図1）[5]。本スケールは、便通過時間との相関性が高く、排便回数よりも診断基準に合致しており、視覚的にも簡明であるため、実地診療での診察時間短縮にもひと役かっています。

4. 機能性便秘（FC）

Rome Ⅳでは、a. いきみ、b. 兎糞状便または硬便、c. 残便感、d. 直腸肛門の閉塞感あるいはつまった感じ、e. 用手的排便促進対応（摘便、骨盤底圧迫など）、f. 排便回数が週に3回未満の6項目のうち、2つ以上が要件となります（表2）[3,4]。前記のFCの診断項目のなか

図 1　**ブリストル便形状スケール**

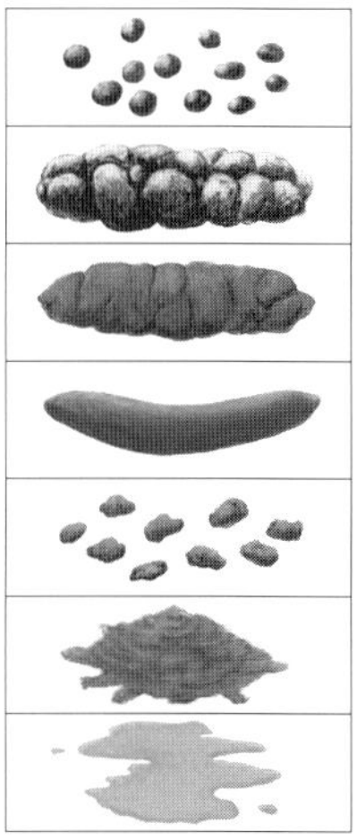

Type	形　状
1	硬くてコロコロの兎糞状の（排便困難な）便
2	ソーセージ状であるが硬い便
3	表面にひび割れのあるソーセージ状の便
4	表面がなめらかで柔らかいソーセージ状、あるいは蛇のようなとぐろを巻く便
5	はっきりとしたしわのある柔らかい半分固形の（容易に排便できる）便
6	境界がほぐれて、ふにゃふにゃの不定形の小片便、泥状の便
7	水様で、固形物を含まない液体状の便

Stool Form Scale as a Useful Guide to Intestinal Transit Time, S J Lewis , K W Heaton, Scandinavian journal of gastroenterology, 1997 Taylor & Francis, reprinted by permission of the publisher (Taylor & Francis Ltd, http://www.tandfonline.com).

表 2　**機能性便秘の診断基準（Rome Ⅳ）**

6 ヵ月以上前から症状があり、最近 3 ヵ月間は下記 3 項目の基準を満たす

1. 以下の症状の 2 つ以上がある

- a. 排便の 25%に**いきみ**がある
- b. 排便の 25%に**兎糞状便**または**硬便**がある
- c. 排便の 25%に**残便感**がある
- d. 排便の 25%に**直腸肛門の閉塞感**あるいは**つまった感じ**がある
- e. 排便の 25%に用手的に**排便促進の対応**をしている（摘便、骨盤底圧迫など）
- f. 排便回数が**週に 3 回未満**

2. 下剤を使わないときに軟便になることは稀

3. 過敏性腸症候群（IBS）の診断基準を満たさない

実地臨床ではオーバーラップするが、研究目的の場合、オピオイド誘発性便秘の診断基準を満たす場合は、機能性便秘と診断しない

腹痛や腹部膨満はあっても、主たる症状でない（IBS の診断基準を満たさない）：**FC と IBS-C は連続性のある疾患概念**

（Lacy BE, et al: Gastroenterology, 2016; 150: 1393-1407）

で、最初にあげられている「いきみ」は、高齢者や心血管リスク患者の増加に伴い、これによる循環器疾患への影響も看過できません。また、抗血小板薬や抗凝固薬服用中の循環器疾患患者の慢性便秘症では、薬物相互作用の観点から治療薬に留意する必要があります。また、兎糞状便または硬便というのは、ブリストル便形状スケールの Type 1 あるいは 2 を示しています。ブリストルはロンドンから西に行った英国の都市名であるが、このブリストル便形状スケールが便形状の評価と便秘の診断に重視されています。

一見、煩雑にみえますが、実は、Rome Ⅳの6項目は念入りに考えられており、便秘の概念の真髄をみています。たとえば、兎糞状便または硬便で、かつ、残便感があれば、たとえ排便回数が週に3回未満でなくても、1日に10回も排便があっても、便秘と診断できるというわけです。この点からも、便秘を考えるときに、単に排便回数の減少のみにこだわるべきでないことがわかります。

5. 便秘型過敏性腸症候群（IBS-C）

Rome Ⅳでは、**IBSの定義**として「**過去3ヵ月間、平均して少なくとも週に1日、腹痛が繰り返し起こり、後記の2項目以上がある：1. 排便に関係する、2. 排便頻度の変化と関連する、3. 便形状（外観）の変化と関連する**」とされています。これまでのRome Ⅲでは、腹痛のほかに腹部不快感（discomfort）が列記されていましたが、すべての言語で相当する言葉がないという理由で削除されました。一方、膨満感（bloating/distension）については一般的に認められる症状としています。

そして、さらにIBSは、排便習慣における主たる障害が何かによって、便秘型、下痢型、混合型IBSに分類されます。つまり、通常は便秘（ブリストル便形状スケールType 1もしくは2）の場合に便秘型IBS、通常は下痢（ブリストル便形状スケールType 6もしくは7）の場合に下痢型IBS、下痢と便秘を繰り返す（排便時に25%以上が便秘であり、25%以上が下痢である）場合に混合型IBSとしています。

6. FCとIBS-Cの鑑別

FCとIBS-Cは、大変類似した疾患ではあるが、実臨床では、どう鑑別すべきでしょうか。Rome Ⅳによれば、**両疾患の慢性便秘の程度は変わらず、違うとすれば「腹痛」の程度**であるという（図2）。つまり、腹痛や腹部不快感などの腹部症状を伴う便秘をIBS-Cと診断し、腹部症状を伴わない便秘をFCと診断します。

しかし、この定義でも明確に鑑別できるわけではなく、機能性便秘患者の約4割が便秘型IBSの診断基準にあてはまるのです[6)]。勿論、機能性便秘の診断基準には「IBSの診断基準を

（Mearin F, et al: Chapter Ⅱ Bowel Disorders. In. Roma Ⅳ : pp967-1057, 2016より作図）

図2　機能性便秘と便秘型過敏性腸症候群の違い

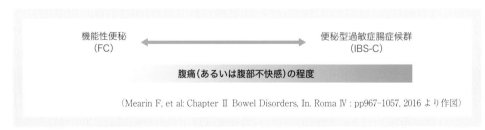

満たさない」という項目があるため、実際には両疾患の診断がオーバーラップすることはなく、便秘型 IBS の診断基準のみを満たすことにはなります。

7. ほかの FGIDs とのオーバーラップ

FGIDs のなかでのオーバーラップは非常に頻繁に起こります。とくに、dyspepsia と便秘や下痢などの腸管症状（下部消化管症状）はしばしば共存します[7,8]。2006 年以前の Rome Ⅱは IBS と機能性ディスペプシア（functional dyspepsia：FD）の両方の診断基準を満たした場合には IBS と診断することになっていましたが、Rome Ⅲでは両者のオーバーラップと診断することになりました。最近のメタ解析では、IBS の有病率はディスペプシア患者では 37％であるが、ディスペプシアがないと 7％でした[9]。われわれは、GSRS（gastrointestinal symptom rating scale）を用いて 3 つの因子、つまり、上部消化管因子、便秘因子、下痢因子に集約させた因子解析（ファクター解析）を行い、上部消化管因子と便秘因子に関連するスコアは女性に多いこと、アルコールの多量摂取は上部消化管因子や下痢因子と正の相関がある一方で、便秘因子とは負の相関があること、BMI は便秘因子のスコアと負の相関がある、つまり BMI が低いほど便秘関連スコアが高いことがわかりました[10]。また、これらの 3 因子をもとにクラスター解析すると、FGIDs は 3 つのクラスター、つまり非便秘非下痢クラスター、便秘クラスター、下痢クラスターに分類できました。このクラスター解析に基づき、FD 症例とディスペプシア症状のない対照群は 3 つのクラスターに分類されました。インターネット調査での 6,635 人のディスペプシア症状のない対照群のうち、非便秘非下痢クラスターは 61.8％、便秘クラスターは 18.4％、下痢クラスターは 19.8％でしたが、563 人の FD 症例のなかでは、非便秘非下痢クラスターは 38.5％、便秘クラスターは 28.4％、下痢クラスターは 33.0％でした。つまり、FD 患者では高率に便秘や下痢を認めることがわかり、多変量解析でも便秘と下痢クラスターにおいて、FD の有病率が有意に高いことがわかりました。

FD を食後愁訴症候群（postprandial distress syndrome：PDS）、心窩部痛症候群（epigastric pain syndrome：EPS）に分けてみると、PDS 単独群と EPS/PDS 合併群では、上部消化管症状のスコアが非便秘非下痢クラスターよりも、便秘や下痢クラスターで高いことがわかり、上部消化管症状、とくに PDS の場合、下部消化管症状を持つ方の症状が重くなることがわかりました。とくに、FD と IBS 合併患者では、大腸通過時間の異常や胃排出の遅延などの消化管全体における運動異常のある傾向があります[11]。

おわりに

わが国では、慢性便秘の治療は古くから使われている緩下剤、とくにセンナを成分とする刺激性下剤が多く使われてきましたが、本来は頓用あるいは短期間使用すべきものです。また、浸透圧下剤としては、塩類下剤の酸化マグネシウムの処方が圧倒的に多く、保険診療でもファーストラインに位置付けられています。しかし、一方で、最近、腎機能低下例や高齢者での高マグネシウム血症のリスクも注意喚起されています。小腸作用型の上皮機能変容薬であるルビプロストン、リナクロチドや胆汁酸トランスポーター阻害薬であるエロビキシバットなどの新規薬剤の登場で、慢性便秘の治療薬にも選択肢が広がってきました。2017年に、ようやくガイドラインが発刊され、今こそ、わが国の便秘診療も大きな変革時期にきていると考えます。

わが国のような超高齢社会では、便秘だけではなく、併存するさまざまな疾患を持つ方が多く、そのために種々の投薬もされている場合が多いと考えられます。それぞれの状況に応じて治療の選択肢が異なることも考慮すべきです。いずれにしても「たかが便秘」といわずに、「されど便秘」という気持ちで、科学的に、真摯に向き合うことが、超高齢社会の医療には不可欠です。そして、慢性便秘症においては、これまでの患者さん独自のハンドメード治療（自己判断治療）だけではなく、それぞれの患者さんの特性に合致した治療を医療者側が提供するテーラーメード治療を施す必要もあるでしょう。

参考文献

1）日本消化器病学会関連研究会慢性便秘の診断・治療研究会：慢性便秘症診療ガイドライン 2017，南江堂，東京，2017
2）Ford AC, et al: Am J Gastroenterol, 2014; 109(Suppl 1): S2-26; quiz S7
3）Mearin F, et al: Chapter Ⅱ Bowel Disorders, In. Roma Ⅳ : Functional Gastrointestinal Disorders, Disorders of -Brain Interaction. Fourth Edition-Volume Ⅱ , pp967-1057, 2016.
4）Lacy BE, et al: Gastroenterology, 2016; 150: 1393-1407
5）Lewis SJ, et al: Scand J Gastroenterol, 1997; 32: 920-924
6）Wong RK, et al: Am J Gastroenterol, 2010; 105: 2228-2234
7）Talley NJ, et al: Am J Gastroenterol, 2003; 98: 2454-2459
8）Suzuki H, et al: aJ Neurogastroenterol Motil, 2011; 17: 360-365
9）Ford AC, et al: Clin Gastroenterol Hepatol, 2010; 8: 401-409
10）Matsuzaki J, et al: Neurogastroenterol Motil, 2012; 24: 325-e164
11）Manabe N, et al: Neurogastroenterol Motil, 2010; 22: 293-e82

2 『慢性便秘症診療ガイドライン 2017』について

中島 淳、三澤 昇、大久保 秀則
横浜市立大学大学院医学研究科肝胆膵消化器病学教室

ポイント

① 便秘患者は一般に女性が多いが高齢になるに従い性差がなくなる傾向がある。
② 便秘患者は QOL の低下のみならず生命予後が悪い。
③ 便秘の分類はガイドラインでは「大腸通過時間正常型便秘」、「大腸通過時間遅延型便秘」、「便排出障害」の 3 分類を提唱している。
④ 便秘患者をみる際には悪性疾患などの器質性便秘に加え、パーキンソン病や甲状腺機能低下症などの症候性便秘、オピオイドなどによる薬剤性便秘に注意しなければならない。
⑤ ガイドラインで推奨されている治療は、浸透圧性下剤と新薬の上皮機能変容薬である。刺激性下剤は短期ないしは頓用での使用が推奨されている。
⑥ ガイドライン発刊後に便秘治療新薬としてリナクロチド、ナルデメジントシル酸塩、エロビキシバット、マクロゴール、ラクツロースが発売された。
⑦ オピオイド誘発性便秘症は、Rome IV では別個の診断基準として opioid induced constipation（OIC）が提唱されている。わが国でも末梢型オピオイド受容体拮抗薬の登場で OIC の診断基準策定が急務である。

はじめに

わが国で初めての『慢性便秘症診療ガイドライン 2017』（以下、ガイドライン）が 2017 年に発刊されました。本稿ではガイドラインから疫学、分類、治療を中心に概説をします。

1. 疫学

慢性便秘症の有病率はさまざまな報告がありますが（2～27％）、わが国の平成 28 年厚労省の国民生活基礎調査では、便秘の有訴者率は男性 2.45％、女性 4.57％で男性よりも女性に多く、とくに 50 歳以下の若年者では女性比率が高いが、男女とも加齢とともに有病率は増加し、70 歳以降の高齢になるととくに男性の比率が増え性差がなくなります（図 1）[1]。

わが国の調査では便秘患者は痩せていることが多く、また朝食の欠食率が有意に高いと報告されています[2]。

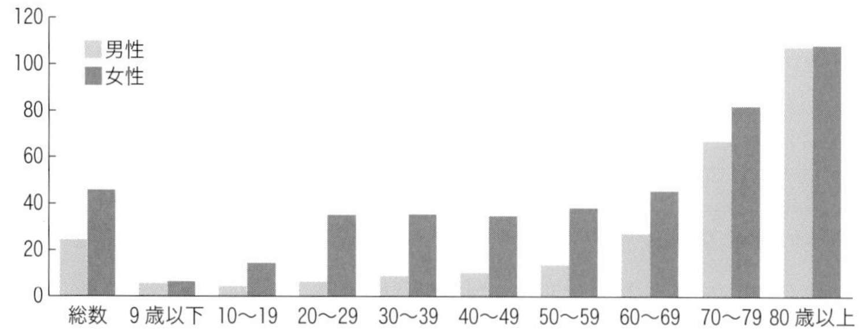

図 1　**わが国における便秘の有病率（人口千対）**

ガイドラインでは慢性便秘は著しく QOL を低下させるが、生命予後に関してはどう影響するかの記載に乏しいのが現状です。ただし、近年のエビデンスでは、慢性便秘症患者は生命予後が悪いとする報告が散見されるようになってきました。

2. 便秘の予後に関するエビデンス

米国からの便秘の有無による生存率を比較検討した報告では、20 歳以上の米国人 3,933 例を調査対象として消化器症状評価アンケートを用いた調査方法で生存状況を 15 年間追跡調査したところ、15 年目で便秘症状のある群は、そうでない群に比べて生存率が 4 分の 3 になっていました（図 2）[3]。この結果は非常に衝撃的ではあると思われます。

わが国のエビデンスとしては、ベースラインの排便回数が少ないと（すなわち便秘ないしは便秘傾向であれば）心血管イベントあるいは脳卒中による死亡リスクが高いことが示されています（図 3）[4]。

類似の報告からは、便秘であると硬便を出す際に努責を伴うために血圧が上昇しやすい、低酸素血症になりやすい、心不全になりやすいということ、さらに便秘患者の高齢化などが考えられます。以上のような背景で便秘患者の生命予後が悪いということは理解できます。また、便秘はパーキンソン病や糖尿病患者に高率に合併することから、これら症候性便秘（後述）による影響が予後不良の一因かもしれません。

3. 分類

ガイドラインでは、便秘の病型分類をわが国で頻用されている「弛緩性便秘」、「直腸性便秘」、「痙攣性便秘」の 3 分類を採用せずに、直腸肛門機能異常と結腸通過時間の異常に基づく国際的分類である**「結腸通過時間正常型便秘」、「結腸通過時間遅延型便秘」、「便排出障害」**の

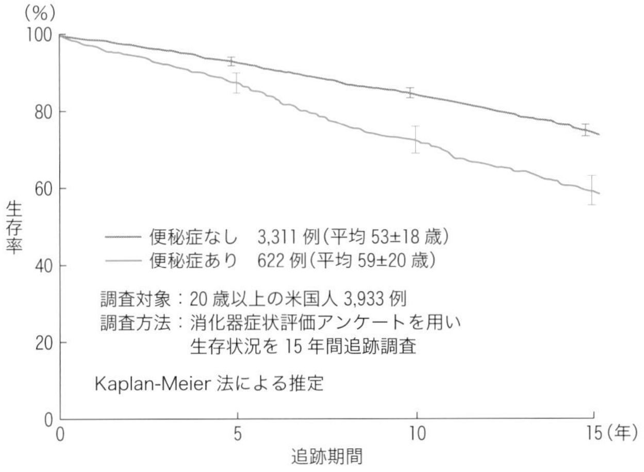

(Chang JY, et al: Am J Gastroenterol, 2010; 105: 822-832)

図 2　便秘症の有無による生存率の比較

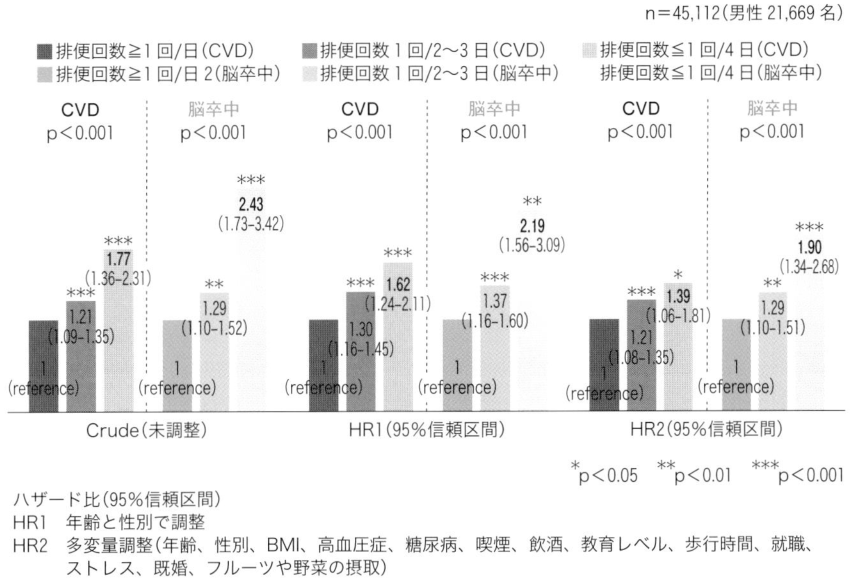

(Honkura K, et al: Atherosclerosis, 2016; 256: 251-256 より作図)

図 3　ベースライン時の排便回数と心血管疾患／脳卒中による死亡との関連性

ベースラインの排便回数が低いと心血管イベント（CVD）や脳卒中の死亡リスクが高いことを示したわが国からの報告。

3つの分類を提唱しています。しかしながらわが国では、結腸通過時間測定に用いられるシンチグラフィー検査や放射線不透過マーカー法は実施できない、保険適用がない、などで国際的分類を実際に診療で用いるのは難しいです。便秘の分類に関しては、2次性便秘として症候性便秘と薬剤性便秘に言及しています。

4. 薬剤性便秘

オピオイドや抗コリン作用のある薬剤が薬剤性便秘を起こすことに注意が喚起されています。とくに高齢者では注意が必要です。

ガイドラインでは、薬剤性便秘の原因薬物の一覧表を提示しています（表1）[5]。オピオイド

表1　**慢性便秘症を起こす薬剤**

薬剤種	薬品名	薬理作用、特性
抗コリン薬	アトロピン、スコポラミン／抗コリン作用をもつ薬剤（抗うつ薬や一部の抗精神病薬、抗 Parkinson 病薬、ベンゾジアゼピン、第一世代の抗ヒスタミン薬など）	消化管運動の緊張や蠕動運動、腸液分泌の抑制作用
向精神薬	抗精神病薬／抗うつ薬（三環系、四環系抗うつ薬、選択的セロトニン再取り込み阻害薬、セロトニン・ノルアドレナリン再取り込み阻害薬、ノルアドレナリン作動性・特異的セロトニン作動性抗うつ薬）	抗コリン作用／四環系よりも三環系抗うつ薬で便秘を引き起こしやすい
抗 Parkinson 病薬	ドパミン補充薬、ドパミン受容体作動薬／抗コリン薬	中枢神経系のドパミン活性の増加や、Ach 活性の低下作用／抗コリン作用
オピオイド	モルヒネ、オキシコドン、コデイン、フェンタニル	消化管臓器からの消化酵素の分泌抑制作用／蠕動運動抑制作用／セロトニンの遊離促進作用
化学療法薬	植物アルカロイド（ビンクリスチン、ビンデシン）／タキサン系（パクリタキセル）	末梢神経障害や自律神経障害／薬剤の影響とは異なり癌治療に伴う精神的ストレス、摂取量の減少、運動量の低下なども関与
循環器作用薬	カルシウム拮抗薬／抗不整脈薬／血管拡張薬	カルシウムの細胞内流入の抑制で腸管平滑筋が弛緩する
利尿薬	抗アルドステロン薬／ループ利尿薬	電解質異常に伴う腸管運動能の低下作用／体内の水分排出促進作用
制酸薬	アルミニウム含有薬（水酸化アルミニウムゲルやスクラルファート）	消化管運動抑制作用
鉄剤	フマル酸第一鉄	収斂作用で蠕動の抑制作用
吸着薬、陰イオン交換樹脂	沈降炭酸カルシウム／セベラマー塩酸塩／ポリスチレンスルホン酸カルシウム／ポリスチレンスルホン酸ナトリウム	排出遅延で薬剤が腸管内に蓄積し、二次的な蠕動運動阻害作用
制吐薬	グラニセトロン、オンダンセトロン、ラモセトロン	5-HT_3 拮抗作用
止痢薬	ロペラミド	末梢性オピオイド受容体刺激作用

（「日本消化器病学会関連研究会慢性便秘の診断・治療研究会：慢性便秘症診療ガイドライン 2017、p33、2017、南江堂」より許諾を得て転載）

による薬剤性便秘は、その臨床的重要性から Rome IV では opioid induced constipation（OIC）として別の診断基準が作られています。わが国でもオピオイド誘発性便秘に関しては、末梢性オピオイド受容体拮抗薬ナルデメジンが発売になり、OIC として別個の診断基準の策定などが必要であると思われます。

5. 症候性便秘

ガイドラインでは慢性便秘を起こす基礎疾患の一覧表が提示されています（表 2）[5]。臨床上でとくに重要なのは、甲状腺機能低下症、精神疾患、パーキンソン病などです。患者数が多いのは糖尿病です。また、重要なのは器質性疾患を背景にした便秘症で、大腸がんの鑑別は常に忘れてはなりません。

6. 治療

治療の各論は割愛し、ここではガイドライン上記載のある治療薬の総論を述べます。

薬物治療の一覧を表 3 に示します。ガイドラインではこのなかで**浸透圧性下剤、および新薬である上皮機能変容薬を強く推奨**エビデンスレベル A（高い）としており（表 4-A、B）[5]、一方、刺激性下剤の推奨度は低く、エビデンスレベルも B と記載しており短期使用ないしは頓用使用を提案しています（表 4-C）[5]。詳しくは各論をご参照ください。

ガイドライン発刊後にリナクロチドが慢性便秘症の保険適用を取得し、末梢性オピオイド受容体拮抗薬であるナルデメジントシル酸塩が発売され、さらには胆汁酸トランスポーター阻害薬であるエロビキシバット、浸透圧性下剤であるマクロゴールやラクツロース（ラクツロースはそれまで小児や婦人科のみの保険適用であった）など続々と新薬が発売されています。発刊時とは薬物治療の状況は一変しているので各論を参照してください。表 5 にガイドライン発刊後の新薬リストを掲載します。

表 2　**慢性便秘症をきたす基礎疾患**

内分泌・代謝疾患	糖尿病（自律神経障害を伴うもの） 甲状腺機能低下症、慢性腎不全（尿毒症）
神経疾患	脳血管疾患、多発性硬化症、Parkinson 病、Hirschsprung 病、脊髄損傷（あるいは脊髄病変）、二分脊椎、精神発達遅滞
膠原病	全身性硬化症（強皮症）、皮膚筋炎
変性疾患	アミロイドーシス
精神疾患	うつ病、心気症
大腸の器質的異常	裂肛、痔核、炎症性腸疾患、直腸脱、直腸瘤、骨盤臓器脱、大腸腫瘍による閉塞

（「日本消化器病学会関連研究会慢性便秘の診断・治療研究会：慢性便秘症診療ガイドライン 2017、p29、2017、南江堂」より許諾を得て転載）

表3 慢性便秘症の保存的治療

①生活習慣の改善（食事、運動、飲酒、睡眠など）
②内服薬による治療
　i）プロバイオティクス★
　ii）膨張性下剤
　　（一般名）カルボキシメチルセルロース、ポリカルボフィルカルシウム★など
　iii）浸透圧性下剤

（種類）	（一般名）
a. 塩類下剤	酸化マグネシウム、クエン酸マグネシウム、水酸化マグネシウム、硫酸マグネシウムなど
b. 糖類下剤	ラクツロース★、D-ソルビトール★、ラクチトール★など
c. 浸潤性下剤	ジオクチルソジウムスルホサクシネート

　iv）刺激性下剤

（種類）	（一般名）
a. アントラキノン系	センノシド センナ アロエなど
b. ジフェニール系	ビサコジル★ ピコスルファートナトリウムなど

　v）上皮機能変容薬

（種類）	（一般名）
a. クロライドチャネルアクチベーター	ルビプロストン
b. グアニル酸シクラーゼC受容体アゴニスト	リナクロチド※

　vi）消化管運動賦活薬

（種類）	（一般名）
5-HT_4受容体刺激薬	モサプリド★

　vii）漢方薬
　　（一般名）大黄甘草湯、麻子仁丸、大建中湯★など
③バイオフィードバック療法（機能性便排出障害に対して）
④外用薬による治療
　i）坐薬
　　（一般名）炭酸水素ナトリウム坐剤、ビサコジル坐剤など
　ii）浣腸
　　（一般名）グリセリン浣腸、微温湯浣腸、石鹸浣腸など
⑤摘便（直腸下部に貯留した便を自力で排出できない場合、徒手的に便を排出）
⑥逆行性洗腸法（経肛門的に500～1,000 mLの微温湯で洗腸して直腸・左側結腸の便を排泄）

★：「便秘症」での保険適用なし　※：2018年8月に「便秘症」での保険適用承認
（「日本消化器病学会関連研究会慢性便秘の診断・治療研究会：慢性便秘症診療ガイドライン2017、p58、2017、南江堂」より許諾を得て転載）

表 4　浸透圧性下剤、上皮機能変容薬、刺激性下剤の各エビデンスレベル

[A]
CQ5-04　慢性便秘症に浸透圧性下剤は有効か？
●推奨（ステートメント）
　慢性便秘症に対して浸透圧性下剤は有用であり使用することを推奨する。ただし、マグネシウムを含む塩類下剤使用時は、定期的なマグネシウム測定を推奨する。
（推奨の強さ：1、合意率：98%）（エビデンスレベル：A）

[B]
CQ5-06　慢性便秘症に上皮機能変容薬は有効か？
●推奨（ステートメント）
　慢性便秘症に対して上皮機能変容薬は有用であり、使用することを推奨する。ただし、ルビプロストンは妊婦には投与禁忌であり、若年女性に生じやすい悪心の副作用にも十分に注意する必要がある。
（推奨の強さ：1、合意率：98%）（エビデンスレベル：A）

[C]
CQ5-05　慢性便秘症に刺激性下剤は有効か？
●推奨（ステートメント）
　慢性便秘症に対して、刺激性下剤は有効であり、頓用または短期間の投与を提案する。
（推奨の強さ：2、合意率：96%）（エビデンスレベル：B）

（「日本消化器病学会関連研究会慢性便秘の診断・治療研究会：慢性便秘症ガイドライン 2017、p66、p71、p69、2017、南江堂」より許諾を得て転載）

エビデンスの質

A：質の高いエビデンス（High）
真の効果がその効果推定値に近似していると確信できる。

B：中程度の質のエビデンス（Moderate）
効果の推定値が中程度信頼できる。
真の効果は、効果の効果推定値におおよそ近いが、それが実質的に異なる可能性もある。

C：質の低いエビデンス（Low）
効果推定値に対する信頼は限定的である。
真の効果は、効果の推定値と、実質的に異なるかもしれない。

D：非常に質の低いエビデンス（Very Low）
効果推定値がほとんど信頼できない。
真の効果は、効果の推定値と実質的におおよそ異なりそうである。

推奨の強さ

推奨度	
1（強い推奨）	“実施する”ことを推奨する “実施しない”ことを推奨する
2（弱い推奨）	“実施する”ことを提案する “実施しない”ことを提案する

第1章　第2章　第3章　第4章

表5　ガイドライン発刊後発売された便秘治療薬

分類	一般名	備考
上皮機能変容薬	リナクロチド	慢性便秘症の保険適用追加
胆汁酸トランスポーター阻害薬	エロビキシバット	
末梢型オピオイド受容体拮抗薬	ナルデメジントシル酸塩	適応はオピオイド誘発性便秘
浸透圧性下剤	マクロゴール	
	ラクツロース	剤形変更と保険適用追加

緩下剤（保医発では酸化マグネシウムから始める）　＋　**刺激性下剤の頓用使用**

慢性便秘症の治療の基本は、緩下剤を毎日内服しながら投与量の調整を行い、どうしても排便したいときは頓用でのみ刺激性下剤を用いることが望ましい。緩下剤（非刺激性下剤）に関してはわが国の保険診療ではまず酸化マグネシウムなどより治療を始める（保医発）。

図4　慢性便秘症の治療の基本

外科的治療に関しては、ガイドラインでも記載がありますが、やや専門すぎるので各論に譲り、ここでは割愛をします。

以上よりガイドラインから読み取れる慢性便秘症治療のあるべき姿は、まずは通常の緩下剤を毎日処方し、排便状況をみながら投与量を調整します。どうしても排便したい際は、刺激性下剤をあくまで頓用に使うことが基本になります（図4）[5]。

わが国の保険診療では、最初に使うべき緩下剤は酸化マグネシウムであり（保医発による）、酸化マグネシウムで治療効果が不十分なとき、もしくは何らかの理由で酸化マグネシウムが使いにくい、あるいは使えない場合、前述の新規治療薬を含む他剤になると考えられます。詳しい治療アルゴリズムや新薬の使い方は各論に譲ります。

参考文献

1）平成28年国民生活基礎調査. https://www.mhlw.go.jp/toukei/saikin/hw/k-tyosa/k-tyosa16/（2020年5月19日アクセス）
2）福田ひとみ，ほか：平成17年度帝塚山学院大学人間文化学部研究年報，2005：7：91-97
3）Chang JY, et al: Am J Gastroenterol, 2010; 105: 822-832
4）Honkura K, et al: Atherosclerosis, 2016; 256: 251-256
5）日本消化器病学会関連研究会慢性便秘の診断・治療研究会：慢性便秘症診療ガイドライン2017，南江堂，東京，2017

3　慢性便秘症（便秘型 IBS を含む）の形態学的特徴

水上 健
国立病院機構久里浜医療センター内視鏡健診センター

ポイント

① 慢性便秘症（便秘型 IBS）は、大腸内視鏡挿入困難で腸管形態異常と腸管運動異常が理由である。
② 「大腸通過正常型」便秘は、腸管形態異常が関与し、腹痛を伴う便秘の便秘型 IBS を含む。
③ 「大腸通過遅延型」便秘は、腸管運動異常で特発性便秘（痙攣性便秘）と便秘型 IBS を含む。
④ 腸管形態異常に相対的な運動不足が加わって「大腸通過正常型」便秘を発症する。
⑤ 腸管形態は、便が有形で通過障害を起こし得る S 状結腸を含む後腸領域の形態に注目する。

1. 慢性便秘症と便秘型 IBS

慢性便秘症は、『慢性便秘症診療ガイドライン 2017』[1] により「本来体外に排出すべき糞便を十分量かつ快適に排出できない状態」と定義されています。

Rome Ⅳ診断基準の機能性便秘をもとに作られた慢性便秘症の診断基準の内容は、①硬便、②排出困難、③残便感、④排便回数週 3 回未満、の 2 項目を満たし、症状のオーバーラップの多い便秘型過敏性腸症候群（IBS）を除外しません。

「硬便中心の排出障害を伴う反復する腹痛」を症状とする便秘型 IBS は、そのほとんどが慢性便秘症に含まれます。

2. 慢性便秘症の病態と障害部位

慢性便秘症のメカニズムとして、大腸機能障害の「大腸通過遅延型」、「大腸通過正常型」、直腸肛門機能障害の「便排出障害型」の 3 つがあり、症候性便秘や薬剤性便秘などの二次性便秘は「大腸通過遅延型」に分類されます。

一次性便秘としての「大腸通過遅延型」は特発性便秘（いわゆる痙攣性便秘）と便秘型 IBS、「大腸通過正常型」は便秘型 IBS、「便排出障害型」はいわゆる直腸性便秘である直腸知覚低下と骨盤底筋協調運動障害です。

ただ、現時点では大腸通過時間測定ができず、排便造影は肛門科以外では一般的ではないため、一般臨床で病態分類を行えないのが実際です。

3. 機能性腸障害と大腸内視鏡

慢性便秘症やIBSなどの機能性腸障害は器質的疾患を除外して診断されるため、とくにIBSでは約30%が大腸内視鏡を経験しています[2]。

慢性便秘症やIBSは大腸内視鏡挿入困難例として知られます[3]が、患者・術者ともに苦労したうえで「異常なし」となるのは、大腸内視鏡検査が大腸粘膜の色調や性状によって器質的疾患である腫瘍や炎症を評価ポイントに置いているからであり、機能性疾患である慢性便秘症や便秘型IBSの病態を評価ポイントに設定していないからです。

4. 大腸内視鏡の難易が示す病態―腸管形態異常と腸管運動異常

筆者は、酒井の注水法をベースに直腸とS状結腸の脱気を追加して、サイホンの原理で下行結腸への水の流出を促すことにより自ずとS状結腸を短縮させることで苦痛を軽減し、視野を改善する「浸水法」[4]を開発し、全例で鎮痙剤のみによる無麻酔大腸内視鏡を施行しています。

IBS対象に鎮痙剤のみ投与する無麻酔大腸内視鏡検査では、①S状結腸回転異常や総腸間膜症に代表される「腸管形態異常」と、②鎮痙剤で抑制されない検査自体の緊張による「腸管運動異常」（便秘症状患者では非輸送性分節運動）が高頻度で観察され、無症状症例に比して盲腸到達時間が2倍以上有意に延長し、腸管運動異常症例のほとんどは症状に関連するストレスを有しています[5]。

同様の検討を機能性便秘患者49名と便秘型IBS 71名で行ったところ、機能性便秘群と便秘型IBS群では腸管形態異常が無症状群24.5%に比して94%、97%と高頻度であり、鎮痙剤で抑制できない非輸送型分節運動が無症状群の2%に比して20%、7%と高頻度で観察され、盲腸到達時間が無症状群4.5分に比し12.4分、10.5分と有意に延長しました（表1）。

慢性便秘症で観察される鎮痙剤で抑制されない非輸送性分節運動はセデーションや閉眼などによるリラクゼーションで速やかに消失し、開眼や病変の告知などで再発するストレス反応です。

大腸運動には、①撹拌、②輸送性収縮の2つの働きがあり、撹拌は非輸送性の短い活動電位と長い活動電位によって行われ、輸送性収縮は1日に1〜2回糞便を右結腸から左結腸へと移動させる塊運動である巨大伝播性収縮です。**一般的には非輸送性運動の増加と塊運動の減少が便秘をきたしますが**[6]、ストレス反応により観察される非輸送性分節運動が「大腸通過遅延

表1　機能性便秘・IBSの腸管運動異常と形態異常

	無症状 n=50	FC n=49	IBS-C n=71
運動異常	2.0%	20%	7%
形態異常	24.5%	94%	97%
挿入時間（分）	4.5±1.6 *、**	12.4±7.0 *	10.5±4.5 **

*、** $p<0.005$

（第100回日本消化器病学会総会 PD6-9より）

型」便秘に関与している可能性があります。

前記の検討では、便秘型 IBS での非輸送性分節運動がみられた「大腸通過遅延型」に属すると思われるのは 7%に過ぎず、**便秘型 IBS のほとんどは腸管形態異常単独の「大腸通過正常型」でした。**

5. 大腸内視鏡の苦痛が示す便秘型 IBS の知覚過敏

IBS を特徴づける病態に知覚過敏があり、大腸内視鏡での苦痛が IBS の診断に役立つとの報告があります[7]。当院において前医で検査を行った患者対象のアンケートでは、麻酔群において便秘型 IBS が機能性便秘よりも腹痛を高頻度に経験していました（表 2）。

当院受診前に大腸内視鏡検査を経験し、前医での麻酔の有無・挿入難易・苦痛につき聴取している機能性便秘 29 名と便秘型 IBS 26 名を対象に、無麻酔大腸鏡による盲腸到達時間と CT コロノグラフィーによる結腸長測定により腸管運動と腸管形態を評価して、前医検査での苦痛の原因につき検討しました（表 3）。

機能性便秘群では麻酔の有無にかかわらず、苦痛群で前医挿入困難が高頻度で、当院検査でも腸管運動異常が高頻度で挿入時間が延長した。機能性便秘群では苦痛と大腸内視鏡挿入困難が関連していました。

便秘型 IBS では麻酔の有無にかかわらず、苦痛と挿入困難との関係はなく、苦痛の有無で結腸長、腸管運動異常、盲腸到達時間に差がありませんでした。**便秘型 IBS 群では苦痛に知**

表 2　前医での大腸内視鏡検査時腹痛

腹痛	無麻酔群	麻酔群
機能性便秘 n=26	100 %	16.7%
便秘型 IBS n=117	76.3%	55.7%

（第 101 回日本消化器病学会総会シンポジウムより）

表 3　機能性便秘と便秘型 IBS の結腸長・腸管運動異常と大腸内視鏡挿入性の関係

	前医		当院		
	検査時苦痛	挿入困難告知	全結腸長（cm）	腸管運動異常	挿入時間（分）
機能性便秘 無麻酔	無 n= 2	50%	175.5±14.6	0%	12±0
	有 n= 7	85.70%	149.4±11.5	42.90%	19.7±9.6
機能性便秘 麻酔	無 n= 15	46.70%	153.0±12.8	46.70%	12.5±3.4
	有 n= 5	100%	156.6±9.7	60%	20.6±15.0
便秘型 IBS 無麻酔	無 n= 3	100%	172.4±22.0	66.70%	18.3±4.5
	有 n= 7	90%	164.4±17.7	60%	21.1±10.0
便秘型 IBS 麻酔	無 n= 8	75%	153.8±27.4	37.50%	15.6±5.7
	有 n= 8	62.50%	155.0±24.5	37.50%	11.9±2.7

（JDDW2017 発表より）

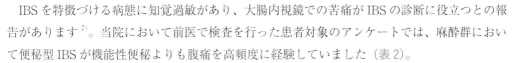

覚過敏の関与が考えられました。

6. 腸管形態異常による便秘型 IBS のメカニズム

塊運動が起きて腸管形態による通過障害が存在すると腸管内圧が上昇して腹痛を起こし、排便が起きると内圧が低下して腹痛が消失します。極端な例としてはS状結腸軸捻転症があり、症状として便秘型 IBS を呈した 50 歳代女性の画像です（図 1）。

捻転までは至らないまでも腸管形態異常が存在した状態で便形状が固くなり、運動量が減少すると通過障害を起こしやすくなります。

次に、配達業を退職後、便秘型 IBS となり、原因不明の糞石イレウスを 2 回起こした 70 歳代男性患者のイレウス時の注腸写真です（図 2–A）。S状結腸のねじれに陥頓した有形便が観察されます（図 2–B）。

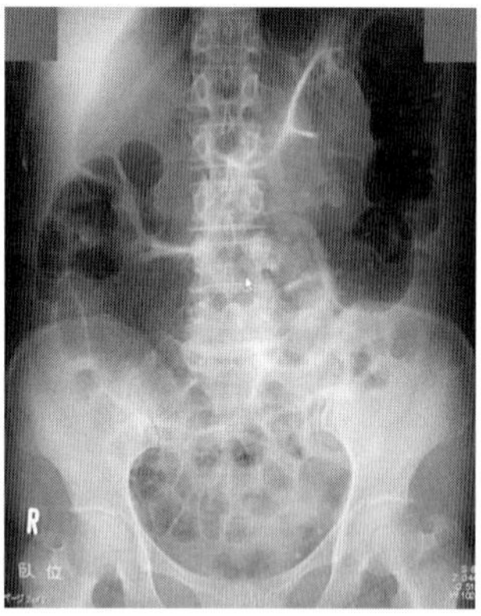

図 1　**便秘型 IBS（S 状結腸軸捻転症）**

S状結腸が軸捻転を起こし、ガスで緊満している

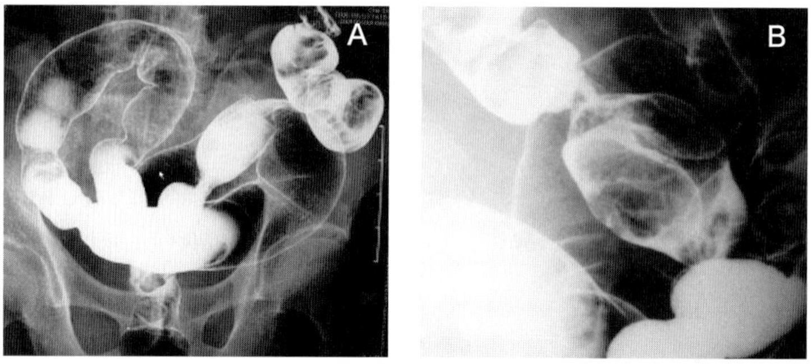

図 2　**便秘型 IBS（原因不明の糞石イレウス）**

A：糞石イレウスを起こした患者の注腸造影。
B：腸管のねじれの間に糞石が陥頓している。

この症例は、硬便を自力で排出して退院、酸化マグネシウム 1 g/ 日の内服と下腹部のマッサージで便秘型 IBS は改善、その後のイレウスの再発も抑制されています。

活発な運動に便秘の抑止効果があり[8]、機能性便秘や便秘型 IBS にエクササイズ[9] や腹部マッサージ[10] の有効性が指摘されています。

図 2 のように**便が有形となる後腸領域に腸管形態異常を有して運動量が低下すると便通が悪化して便秘、さらに知覚過敏が存在すると便秘型 IBS となります。「大腸通過正常型」であるため、便の量は少なくありません。刺激性下剤を使用すると蠕動の亢進から腹痛を強く自覚することが多く、迷走神経反射で失神を起こす症例も散見されます。**

大庫らの CT コロノグラフィーを用いた検討で、機能性便秘、便秘型 IBS の CT コロノグラフィーを用いた結腸長と結腸径の検討では、対象群に比して機能性便秘群・便秘型 IBS では総結腸長（156.5 cm vs 172.0 cm、188.8 cm）・直腸 S 状結腸長（56.2 cm vs 63.6 cm、77.4 cm）・

横行結腸長（49.9 cm vs 57.0 cm、55.0 cm）と長く、総結腸長において機能性便秘群は対象群に比し統計学的有意に伸長していました[11]。

機能性便秘や便秘型 IBS で便通が滞ると結腸が伸長し、さらに通過障害が悪化する悪循環が起きます。

7. 腸管形態と形態異常による排出障害の評価方法

腸管形態評価法に確立したものはありませんが、結腸の解剖学的形態は上行結腸と下行結腸が後腹膜に固定され、S 状結腸は間膜に支持されて肛門方向から見ると時計回りのらせん構造をとります。

CT コロノグラフィーでは立体的な腸管形態評価が可能で長さや径の評価もできますが、結腸の後腹膜への固定状況は評価できません。一方で腹部 X 線では便やガスが存在すればある程度腸管形態を推測でき、仰臥位と立位の比較で結腸の後腹膜への固定状況を評価できます。ただし、立体的な評価は不可能で、体型による制限があります。

CT コロノグラフィーでは腸管内は洗浄されて空虚だが、腹部 X 線は通常時の便量・便形状・ガス量を評価でき、便やガスの停滞から通過障害の存在とその部位を推測できます。

腸管形態異常とそのための排出障害の評価には、仰臥位と立位の腹部 X 線で便が有形となる後腸領域の腸管形態と便の分布に注目する必要があります。

8. 慢性便秘症の腹部 X 線読影でのチェックポイント

1）直腸の便塊（図 3 ①）

直腸知覚低下、いわゆる「直腸性便秘」を評価します。直腸に知覚されない便塊の有無を確認します。

2）便形状・便量・ガス量（図 3 ②）

「大腸通過遅延型」の特発性便秘、いわゆる痙攣性便秘では無排便期間に比して著しく便量

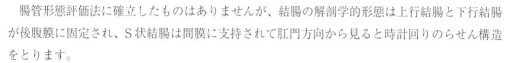

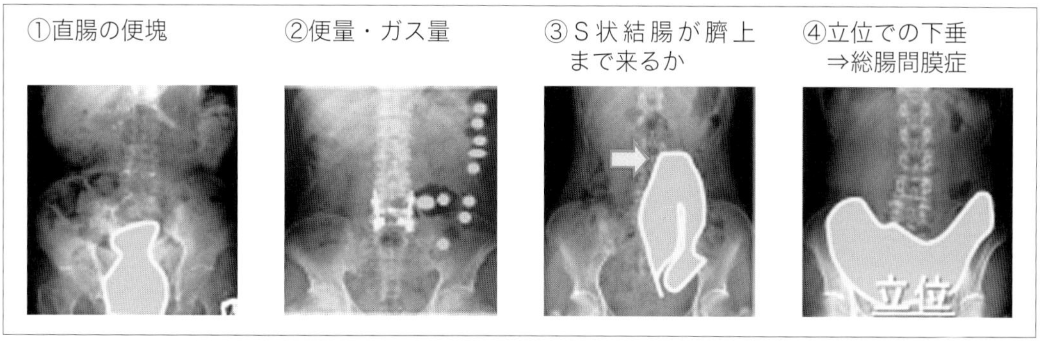

図 3　腹部 X 線の読み方

が減り、兎糞が観察されます。「本来排出すべき糞便量が少ない」ことを説明できます。

3）S 状結腸の評価（図 3 ③）

S 状結腸は腸骨の寛骨臼窩の頭側より臍下方向に挙上して S 字型を描きます。S 状結腸軸捻転症で代表される S 状結腸回転異常による通過障害では「大腸通過正常型」のため便の量は少なくありません。多くはガスや便により伸長して臍上に頂部が存在します。

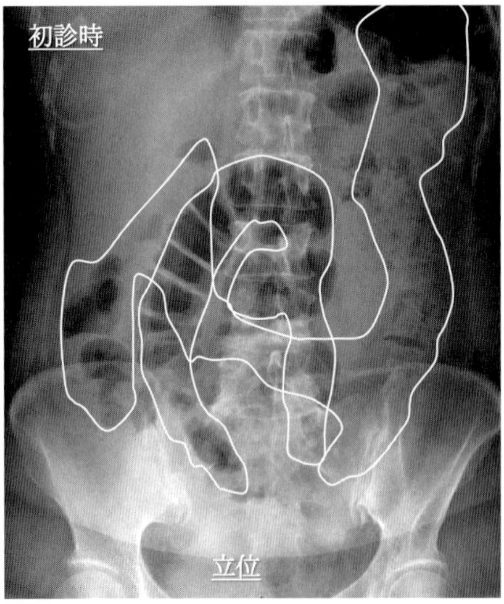

図 4–A　**初診時の立位画像**

上下結腸の後腹膜への固定は良好。便やガスが多い。

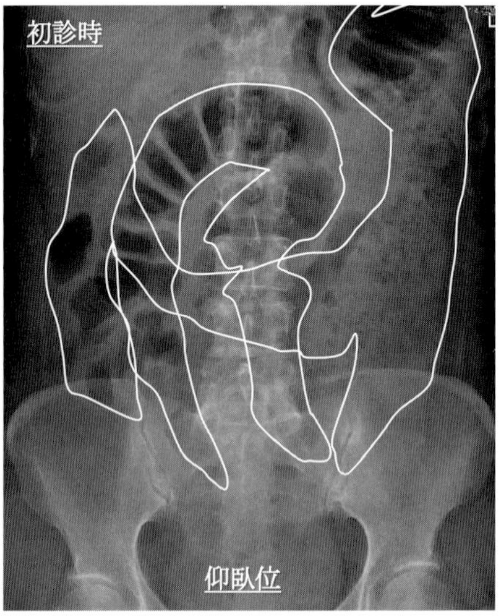

図 4–B　**初診時の仰臥位画像**

S 状結腸は横隔膜下まで伸長し、回転異常が疑われる。

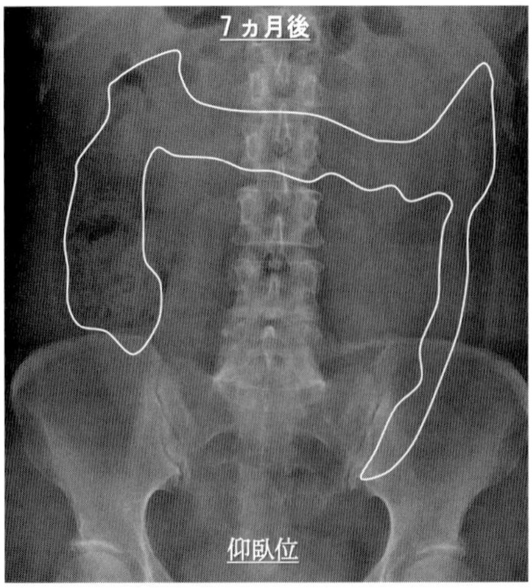

図 4–C　**7 ヵ月後の仰臥位画像**

便やガスは少なくなり、S 状結腸のループを確認できない。

4）立位での評価（図 3④）

解剖学書的には上行結腸と下行結腸が後腹膜に固定されます。立位で骨盤内に結腸が位置するのは後腹膜への固定不良である「総腸間膜症」が疑われます。

9. 腸管形態異常による慢性便秘症の治療経過

S 状結腸回転異常による便秘型 IBS の 40 歳代女性

幼少時から排便障害はありません。高校受験に伴い運動部の部活を引退したところ、便回数は週 3〜4 回でブリストル便形状スケール 3 程度の硬便で腹痛を伴う便秘となりました。18 歳より市販の刺激性下剤の連日服用を開始しています。刺激性下剤の長期連用で薬効低下し内服量が 3 倍に増加するも腹痛と排便困難が悪化するため来院しました。

来院時の腹部 X 線所見を示します（図 4-A、B）。S 状結腸は便とガスを含み臍上まで伸長しています。下行結腸から口側も便が充満しているが便形状は兎糞ではありません。仰臥位と立位での腸管形態の変化もありません。

酸化マグネシウム 1 g/ 日の内服と下腹部を中心としたマッサージ、1 日 3 分のエクササイズを指導し、刺激性下剤は常用量を週 3 回まで許可しました。

刺激性下剤がなくともブリストル便形状スケール 4 程度の排便を認め、5 ヵ月で刺激性下剤が不要となり、毎日排便が認められるようになりました。7 ヵ月目の腹部 X 線所見では便やガスの量が減り、S 状結腸の伸長が解消（図 4-C）、酸化マグネシウムも減量中です。

後腹膜への結腸の固定は良好であり、S 状結腸回転異常と相対的な運動不足による便の通過障害による「大腸通過正常型」便秘と考え、便形状コントロールとエクササイズ・腹部マッサージにより排便状況は改善し、S 状結腸を含めた結腸の拡張、伸長は改善しました。

まとめ

慢性便秘症や便秘型 IBS は、大腸内視鏡挿入困難例であり、その原因として腸管形態異常と非輸送性分節運動（無麻酔検査時）があります。

排便障害で大腸鏡を行う場合に器質的疾患がなくても挿入困難があれば、その原因となる腸管形態異常と腸管運動異常が排便障害の一因であることに注目すると病態説明や治療選択に役立ちます。

◆用語解説

便秘型 IBS：Rome Ⅳでは IBS は 6 ヵ月以上続く排便障害を伴う反復する腹痛を症状とする。病型のうち、便秘型はブリストル便形状スケールで兎糞・硬便に相当するものが 25%以上、泥状・水様便が 25%未満のものとされ、慢性便秘と症状のオーバーラップが多く、慢性便秘症に事実上含まれる。

特発性便秘：「大腸通過遅延型」便秘で、通過遅延により便性状は兎糞まで圧縮されて便量が減る。ストレスが関与し、腹部 X 線所見で硬便を認め便が少なく、外来便秘症患者の 20%程度を占めるとされる。1940 年頃から文献に記載されている「痙攣性便秘」と同じ病態と思われる。

参考文献

1) 日本消化器病学会関連研究会慢性便秘の診断・治療研究会：慢性便秘症診療ガイドライン 2017．南江堂，東京，2017
2) 三輪洋人：新薬と臨牀，2010：59：32-36
3) Anderson JC, et al: Gastrointest Endosc, 2001; 54: 558-562
4) Mizukami T, et al: Dig Endosc, 2007; 19: 43-47
5) Mizukami T, et al: Intestinal Research, 2017; 15: 236-243
6) Dinning PG, et al: Neurogastroenterol Motil, 2015; 27: 379-388
7) Kim ES, et al: J Gastroenterol Hepatol, 2010; 25: 1232-1238
8) Kinnunen O: Aging, 1991; 3: 161-170
9) Johannesson E, et al: Am J Gastroenterol, 2011; 106: 915-922
10) Lämås K, et al: Int J Nurs Stud, 2009; 46: 759-767
11) Ohgo H, et al: World J Gastroenterol, 2016; 22: 9394-9399

4 慢性便秘症と腸内細菌叢

内藤 裕二、髙木 智久
京都府立医科大学大学院医学研究科消化器内科学

第1章
第2章
第3章
第4章

ポイント

① 腸管通過時間遅延型の慢性便秘症と考えられる硬便（ブリストル便形状スケール Type1、2）では、腸内細菌叢の多様性（細菌叢の豊富さ、均等度）が亢進する。

② 日本人健常者の腸内細菌叢には性差がある。

③ 粘膜関連細菌叢は健常者と慢性便秘患者を区別することに有用である。

④ ノトバイオート研究から慢性便秘症のメカニズムとして、腸内環境の異常として酪酸と二次胆汁酸の減少が示唆された。

⑤ 慢性便秘症に対する糞便移植、プレ・プロバイオティクス療法が試みられている。

はじめに

ヒトの消化管には約1,000種類以上の細菌が100兆個以上存在し、ヒト宿主の遺伝子数を遥かに凌駕する遺伝子数が存在することが知られています。

近年の細菌叢解析の進歩には、長きにわたって用いられてきた培養法から、**次世代シーケンサー**を用いた16S rRNA塩基配列を解析する方法が開発され、腸内細菌叢の構成を明らかにすることができるようになってきたことが大きく寄与しています。この腸内細菌叢解析を通じて、彼らの構成の異常がさまざまな疾病の発症・進展に関係することが明らかとなってきました。疾病や健康状態との関連が明らかとなりつつある腸内細菌叢ですが、便秘症についても知見が積み重ねられつつあります[1,2]。

1. 慢性便秘症患者の腸内細菌叢

便性状からみた腸内細菌叢解析結果が報告されています。

便性状の分類には、視覚的に便性状を7段階に分類する**ブリストル便形状スケール**が汎用されていますが、これは、Type1（兎糞状の硬便）、Type2（ソーセージ状の硬便）、Type3（表面にヒビ割れを伴うソーセージ状のやや硬い便）、Type4（表面がなめらかなソーセージ状便：普通便）、Type5（やや柔らかい半分固形の便）、Type6（泥状便・小片便）、Type7（水様便）のように分類されます[3]。

これらの便性状は**腸管通過時間**を反映していることが明らかとなっており[4,5]、便回数頻度と合わせて腸管運動機能を推定するのに役立つ指標となっています。多くの報告で、Type1

と Type2 は**腸管通過時間遅延型**の便秘を示唆し、Type3、4、5 は正常範囲内とみなされ、Type6 と Type7 は下痢に関連しているとされています。

わが国の『**慢性便秘症診療ガイドライン 2017**』においても、慢性便秘症の診断基準では排便の 4 分の 1 を超える頻度で Type1 と Type2 を呈する便が認められることが項目の 1 つとなっています[6)]。

Muller ら[7)] は、放射線不透過性マーカーを使用して結腸通過時間を測定し、腸内細菌叢やその代謝物との関連を報告しています。その結果、遠位結腸通過時間は便性状ではなく、**腸内細菌叢**の α 多様性と相関することを明らかにし、腸管蠕動運動が**腸内細菌叢**やその代謝物により制御され得ることを示しました。

Vandeputte ら[8)] は、腸管通過時間が延長している機能性便秘症と考えられる硬便の Type1、2 では、**腸内細菌叢**の多様性（細菌叢の豊富さ、均等度）が亢進すること、*Prevotella* 属が著明に低下することを報告しています。彼らの研究は若中年層の欧米女性という限られた対象集団の解析となっていますが、**腸内細菌叢**構成は人種や国（地域）によっても大きく異なることも明らかにされているため、その解釈には注意が必要です。とくに Nishijima ら[9)] は、日本人の**腸内細菌叢**は世界のどの国とも距離を置く特徴的な細菌叢構成を有していることを報告しており、腸内細菌研究において日本人を対象とした解析データの蓄積は重要であると考えられます。

最近 Takagi ら[10)] は、277 名の日本人健常者の腸内細菌叢に対して 16S rRNA V3-V4 シーケンス解析を実施し、ブリストル便形状スケールとの関連についての解析を報告しました。興味深いことに菌叢構成の多様性（β 多様性）について男女差を認め、属レベルでの解析では *Prevotella* 属、*Meganomonas* 属、*Fusobacterium* 属、*Megasphaera* 属が男性に優位な菌であり、*Bifidobacterium* 属、*Ruminococcus* 属、*Akkermansia* 属が女性に優位な菌でした。さらに、腸内細菌叢と**ブリストル便形状スケール**との関連を解析した結果、多様性（細菌叢の豊富さ、均等度）については、男女ともに便性状において明らかな差異は認められませんでしたが、属レベルの腸内細菌叢解析結果では、男性の軟便傾向の便（loose：Type5、Type6）で *Fusobacterium* 属、*Bilophila* 属が有意に増加し、硬便傾向の便（hard：Type1、Type2）で *Oscillospira* 属が増加していました。*Bifidobacterium* 属は平均して 10％を占める日本人女性に多い特徴的善玉菌ですが、全体でみても便秘傾向の便（hard：Type1、Type2）で増加しており、その傾向は女性でより顕著でした（図 1）。

2. 粘膜関連細菌叢が宿主相互作用に関与

近年、糞便の細菌叢に比較して粘膜上皮近く、主に粘液層に存在する**粘膜関連細菌叢**の解析の重要性が指摘されています。粘膜関連細菌がより直接的にあるいはより高濃度の代謝物によって粘膜層に影響し得ると考えられ、生検組織、粘液層ブラシ採取検体を用いた 16S rRNA **メタゲノム解析**が可能となっています[11,12)]。健常者においては、同一個人の下部消化管における門、属レベルでの粘膜関連細菌叢はきわめて類似しており、個人間の差異が大きいことも明

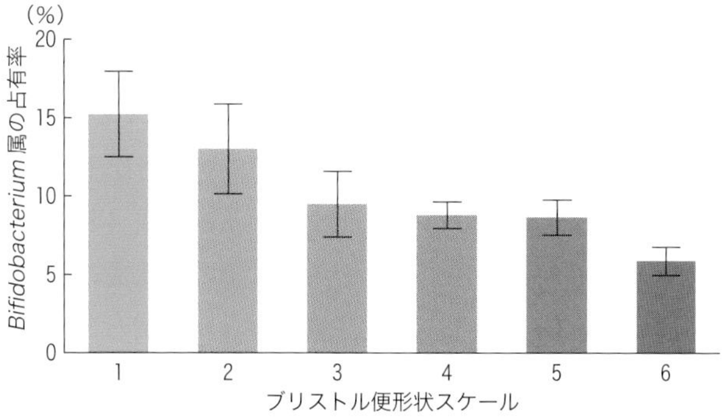

(Takagi T, et al: J Gastroenterol, 2019; 54: 53-63 より作図)

図1　便秘傾向に *Bifidobacterium* 属が多い？

健常女性131名のブリストル便形状スケールと *Bifidobacterium* 属の相関をみると、Type1、2の便秘傾向ほど *Bifidobacterium* 属の占有率が高い。

らかになっています[12]。Parthasarathy ら[13]は、25名の便秘症の女性と健常女性25名のS状**結腸粘膜関連細菌叢**と糞便細菌叢の比較を報告しています。**粘膜関連細菌叢**は健常者と慢性便秘患者を区別することに有用であり、とくに便秘群の粘膜関連細菌叢では Bacteroidetes 門が増加していることが特徴であり、Bacteroidetes 門のなかでは Flavobacteriaceae 科の増加、Odoribacteraceae 科の減少などが明らかにされました。

上皮機能変容薬として位置づけられる便秘治療薬**ルビプロストン**（クロライドチャネルリガンド）は腸管粘膜上皮に作用して、水分分泌を刺激するだけでなく、粘液分泌も亢進させ粘膜関連細菌叢にも影響を与えるようであり[14]、同時に粘膜バリア機能にも好影響を与えていることが明らかとなっています[15]。**ルビプロストン**が、**腸内細菌叢**構成の変容作用やバリア機能調整作用を介して、便秘治療薬としてのみならず種々の効果を有する可能性があり、興味深い知見です。

3. ノトバイオート研究からみた便秘メカニズム

無菌マウスに微生物叢を移植して**ノトバイオート**マウスを作成し、その微生物叢の生体における役割を解析する実験手法が確立されています。慢性便秘患者の糞便を無菌マウスに移植し、腸管運動、排便生理に与える影響も研究され始めています。Ge ら[16]は、**結腸通過時間遅延**型慢性便秘症患者と健常者の糞便を移植した**ノトバイオート**マウスによる解析結果を報告しています。健常者と慢性便秘症患者の糞便解析では、健常者に比較して慢性便秘症患者では菌数、多様性が高い結果でしたが、慢性便秘症患者糞便を無菌マウスに移植した結果、糞便回数、糞便水分量、全消化管通過時間、大腸通過時間が有意に低下しました。電気生理学的分析においても、蠕動頻度には影響しないが、便秘症患者糞便由来ノトバイオートでは最大振幅が減少し、蠕動の強度が低下することが観察されています。興味深いことに、本研究では大腸内代謝物が分析されており、便秘症患者糞便由来ノトバイオートマウスでは、**短鎖脂肪酸**（酪酸）、二次**胆汁酸**（デオキシコール酸、リトコール酸）の低下が認められ、**短鎖脂肪酸**（酪酸）、二次**胆汁酸**（デオキシコール酸）の補充投与により便秘症患者糞便由来ノトバイオートマウスの糞便回数が改善し、腸管蠕動も正常化することが報告されました。**胆汁酸**の欠乏が大腸通過時間遅延型便秘につながること、二次胆汁酸は腸内細菌叢の作用により一次**胆汁酸**から生成されることから、また、回腸末端での胆汁酸の再吸収に関わる**胆汁酸**トランスポーターの機能を阻害する薬剤（**エロビキシバット**）がすでに慢性便秘症治療薬として使われていることからも、**腸内細菌叢**－**胆汁酸**を介した腸管蠕動調整機構の理解は重要と考えられます。

4. 慢性便秘症患者に対する糞便移植は有効か？

慢性便秘症患者に対する**糞便移植**の結果についても報告されました。**腸管通過時間遅延型**慢性便秘症を通常治療群と糞便移植群（24歳健常ボランティアからの糞便移植）に割り付けた検討結果では、通常治療群に対して糞便移植群では、排便回数、便スコア、腸管通過時間などが有意に改善しており、臨床的治癒率は有意に高いものでした（表1）[17]。わが国からも過敏性腸症候群を対象とした糞便移植の結果が報告されており、10名のIBS患者に糞便移植を行い、6名に臨床的効果がみられ、ブリストル便形状スケールType1の2名はともにType4に改善していました[18]。ドナーの腸内細菌叢の解析から、*Bifidobacterium*属の存在が有効性の予測になる可能性が報告されています。この結果は、前述の筆者達の解析結果で、日本人の糞便中

表1　慢性便秘に対する糞便移植の有効性

	ITT解析			PP解析		
	対照群(n=30)	治療群(n=30)	p値	対照群(n=24)	治療群(n=25)	p値
臨床的治癒率（%）	13.3 (4/30)	36.7 (11/30)	0.04	8.3 (2/24)	36.0 (9/25)	0.03
臨床的改善率（%）	20.0 (6/30)	53.3 (16/30)	0.009	20.8 (4/24)	56.0 (12/25)	0.006
残便感のない自発的排便回数／週	2.1±1.2	3.1±1.4	0.001	2.2± 0.5	3.5±1.7	0.0003
便性状スコア	2.4±1.1	3.9±1.3	＜0.001	2.5± 0.8	4.2±1.9	＜0.001
大腸通過時間（h）	73.6±8.7	58.5±9.8	＜0.001	71.5±10.6	56.4±7.5	0.01
Wexner便秘スコア	12.7±2.5	8.6±1.5	＜0.001	11.3± 0.8	8.4±1.2	＜0.001

無作為化試験：通過時間遅延型便秘症患者30名に24歳健常人の糞便を、経鼻チューブで6日連続投与した。

Hongliang Tian, et al., PLoS One. (2017); 12(2): e0171308. (https://doi.org/10.1371/journal.pone.0171308)

Bifidobacterium 属の割合は比較的多いこと、ブリストル便形状スケールとの比較では、*Bifidobacterium* 属の割合は Type1、2 の硬い便傾向の人、とくに女性に高頻度であることと一致する結果と考えられました。

5. プレ・プロバイオティクスを用いた慢性便秘症治療

プレバイオティクスとしての**食物繊維**やプロバイオティクスとしての**ビフィズス菌**、**乳酸菌**、**酪酸菌**などが、慢性便秘症を対象にしたヒト臨床試験の結果が報告されています。フルーツ、オオバコ、グアーガム分解物、イヌリンなど由来の食物繊維が主にサプリメントとして使用され、その有用性が示されています[19-21]。慢性便秘症に対するプロバイオティクスとしては、*Lactobacillus casei* シロタ株[22]、*Lactobacillus reiteri* DSM 17938[23] など、ヒト臨床試験による有用性が示されています。

おわりに

腸内細菌叢解析により慢性便秘症患者における特異な**腸内細菌叢**が明らかにされつつあり、さらに、これらの腸内細菌叢を介した**短鎖脂肪酸**や**胆汁酸**代謝を含めた腸内環境の一端が解き明かされつつあります。発酵性の高い水溶性食物繊維などの食事成分による便秘症状改善効果をみた研究[20] などからも、慢性便秘症と**腸内細菌叢**や腸内環境との関連が明らかになってきています。**腸内細菌叢**研究は欧米などが先行している研究分野ではありますが、日本人は世界のどの国とも距離を置く特徴的な細菌叢であることから、日本人を対象とした**腸内細菌叢**、腸内環境の解析が継続的に必要と考えます。

参考文献

1) 内藤裕二，ほか：日本消化器病学会雑誌．2018；115：940-949
2) 髙木智久，ほか：機能性食品と薬理栄養．2018；12：54-59
3) Heaton KW, et al: Gut, 1992; 33: 818-824
4) Degen LP, et al: Gut, 1996; 39: 109-113
5) Longstreth GF, et al: Gastroenterology, 2006; 130: 1480-1491
6) 日本消化器病学会関連研究会慢性便秘の診断・治療研究会：慢性便秘症診療ガイドライン 2017．南江堂，東京，2017
7) Muller M, et al: Am J Physiol Gastrointest Liver Physiol, 2019. DOI: 10.1152/ajpgi.00283.2019
8) Vandeputte D, et al: Gut, 2016; 65: 57-62
9) Nishijima S, et al: DNA Res, 2016; 23: 125-133
10) Takagi T, et al: J Gastroenterol, 2019; 54: 53-63
11) Nishino K, et al: J Gastroenterol, 2018; 53: 95-106
12) Kashiwagi S, et al: Digestion, 2019. DOI: 10.1159/000496102: 1-14
13) Parthasarathy G, et al: Gastroenterology, 2016; 150: 367-379 e361
14) Keely S, et al: Gut Microbes, 2012; 3: 250-260
15) Kato T, et al: PLoS One, 2017; 12: e0175626.
16) Ge X, et al: Sci Rep, 2017; 7: 441
17) Tian H, et al: PLoS One, 2017; 12: e0171308
18) Mizuno S, et al: Digestion, 2017; 96: 29-38
19) Erdogan A, et al: Aliment Pharmacol Ther, 2016; 44: 35-44
20) Inoue R, et al: J Clin Biochem Nutr, 2019; 64: 217-223
21) Chu JR, et al: World J Gastroenterol, 2019; 25: 6129-6144
22) Chen S, et al: J Neurogastroenterol Motil, 2019; 25: 148-158
23) Kubota M, et al: Nutrients, 2020; 12: 225

第2章

各領域での便秘への臨床的な対応

1 プライマリケアにおける便秘の薬物療法

鳥居 明
鳥居内科クリニック（東京都世田谷区）

ポイント

① プライマリケアにおける慢性便秘症の治療には、その原因と病態を理解することが重要である。
② 第一段階で浸透圧性下剤と刺激性下剤を組み合わせた治療が行われる。
③ 酸化マグネシウムの投与にあたっては、腎機能低下による高マグネシウム血症に注意が必要である。
④ 上皮機能変容薬の処方では各薬剤の作用機序を理解し、薬剤の特性を把握する必要がある。
⑤ 慢性便秘症の薬物治療にあたっては、薬剤の選択と量の調節が重要である。

はじめに

慢性便秘症の患者さんは疫学的に増加しており、とくに高齢者の便秘患者の急増が注目されています。プライマリケアにおいてもかかりつけ医が外来で便秘の患者さんを診療する機会は増加しているといえます。便秘は「Common disease」の１つですが、重症化すると生命予後にかかわることもあります。**便秘の症状をコントロールすることにより、患者さんの生活の質（QOL）の改善が期待されます**。プライマリケアにおいて便秘の薬物療法に習熟することは、きわめて重要と考えられます。

1. 慢性便秘症の診断

近年発刊された日本消化器病学会関連研究会慢性便秘の診断・治療研究会編集の『慢性便秘症ガイドライン』では、「本来体外に排出すべき糞便を十分量かつ快適に排出できない状態」と定義されています。慢性便秘症はさらに原因がはっきりしていないものと原因がはっきりしているものとに分類されます[1)]。原因がはっきりしないものとして、機能性便秘と便秘型過敏性腸症候群（便秘型 IBS）があげられます。原因がはっきりしているものとしては、器質性便秘、症候性便秘、薬剤性便秘があげられます。

また、機能性便秘は病態から通過遅延型（slow transit constipation）と排出障害型（outlet obstruction）に分類されます。

プライマリケアにおける慢性便秘症の治療においても、便秘の原因、病態を把握することはきわめて重要といえます。

2. 慢性便秘症の治療の基本と生活指導

慢性便秘症をはじめとする機能性消化管障害（functional gastrointestinal disorders：FGIDs）の治療の基本を示します（図1）[2]。**まず一番大切なことは、患者さんと医師の信頼関係を早期に構築することです。初診時に十分な時間をかけ、相手の訴えを聞くことが重要です。さらに、慢性便秘症の治療には5本の柱があります。第一は病態の説明、第二が生活指導、第三が食事療法、第四が薬物療法、第五が心理療法です。**

3. 慢性便秘症の薬物療法

慢性便秘症の診療においては、まず診断をつけ、診断に応じた薬物治療が選択されます。**病態を理解し、治療薬を適切に選択する必要があるといえます。**

1）プロバイオティクス

プロバイオティクスとは適正な量を摂取したときに有用な効果をもたらす生きた微生物のことを指します。腸内細菌のバランスを改善することにより、ヒトに有益な作用をもたらします。慢性便秘症患者に対して腹部症状を悪化させることなく排便回数を有意に増加させます。保険適用は、「腸内細菌叢の異常による諸症状」です。

・ラクトミン製剤
・ビフィズス菌製剤
・酪酸菌製剤

2）膨張性下剤

膨張性下剤は消化管内で吸収されず、水によって容積を増大させ、便形状と便量の改善により排便を助けます。

・カルメロースナトリウム
・ポリカルボフィルカルシウム：保険適用は「過敏性腸症候群における便通異常（下痢、便

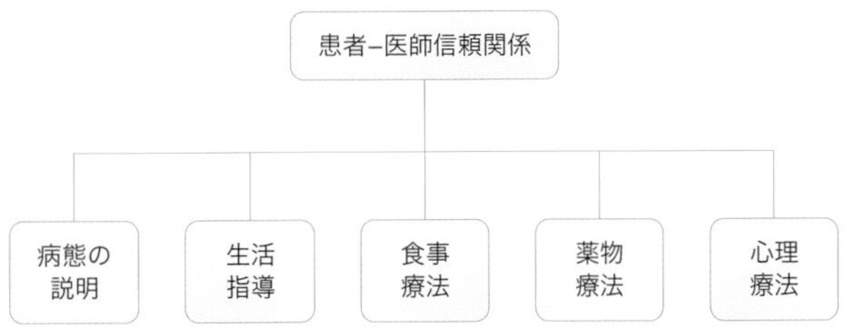

（鳥居　明：臨床のあゆみ，2000；46：14-24）

図1　慢性便秘症治療の基本

秘）および消化器症状」です。

3）浸透圧性下剤

浸透圧性下剤は、腸内で水分分泌を引き起こすことで便回数を増加させます。

(1) 塩類下剤

・酸化マグネシウム：日本では便秘の第一選択薬として広く使用されています。酸化マグネシウム（MgO）は胃内で胃酸（HCl）により塩化マグネシウム（$MgCl_2$）となり、腸管内で炭酸水素マグネシウム（$Mg(HCO_3)_2$）、炭酸マグネシウム（$MgCO_3$）となり、その浸透圧により水分分泌を引き出し、便を軟化させ、排出を容易にします。習慣性が少なく、長期間の投与も可能です。マグネシウムの一部は腸管より吸収され、腎臓で排出されるため、腎機能が低下している場合には高マグネシウム血症の発生に注意を要します。高マグネシウム血症では徐脈、心不全をきたすことがあり、定期的なマグネシウム血中濃度の測定が必要です。

一般的投与量は1日2.0 g、朝・昼・夕3分割で開始し、適宜減量します。製剤としては粉末、顆粒、錠剤があります。錠剤は200 mg、250 mg、300 mg、330 mg、400 mg、500 mgがあり、投与量の調節が容易です。（処方例：酸化マグネシウム、2.0 g/日、分3、朝昼夕食後）

(2) 糖類下剤

・D-ソルビトール：消化管のX線造影の迅速化、造影時の便秘防止に適応があり、造影剤に添加して内服させます。

・ラクツロース：合成二糖であり、消化酵素によって代謝されないため、高浸透圧となり、内服後24〜48時間後に下剤効果が発揮されます。生理的腸管機能改善作用を有し、腸管内のアンモニア産生および吸収を抑制します。従来肝不全時の高アンモニア血症の治療に用いられていました。本剤は、ガラクトース、乳糖を含有するため、ガラクトース血症には禁忌です。また、糖尿病患者には慎重投与となっています。日本においては、2018年9月にラクツロース製剤が生理的腸管機能改善薬として、慢性便秘症（器質的疾患による便秘を除く）の適応が追加されています。慢性便秘症に対しては、通常、成人には本剤24 g（本剤2包）を1日2回経口投与します。症状により適宜増減しますが、1日最高用量は72 g（本剤6包）までとなっています。主な副作用は下痢、腹部膨満、腹痛です。結晶ラクツロースを使用しており、乳糖の含有が少ないため血糖への影響が少なく、甘みも抑えられて、内服しやすいのが特徴です。（処方例：ラクツロース、48 g/日、分2、朝夕食後）

(3) ポリエチレングリコール（polyethylene glycol：PEG）

経口腸管洗浄薬として、腸管内容物の排除を行います。日本では、主に大腸鏡前処置の腸管洗浄に使用されていましたが、欧米では、慢性便秘症の治療薬として最も一般的に使用されています。日本においても2歳以上の小児から使えるよう用法・用量を設定し、経口慢性便秘症治療薬として使用できるようになりました。1包6.8523 gで包装されており、約60 mLの水に溶解して、便秘の程度により1日1〜3回内服します。通常、長期で内服する場合には小児（2〜11歳）は1日1〜4包、12歳以上は2〜6包でコントロールします。日本においても、今

後、慢性便秘症治療の標準薬となることが予想されます。（処方例：マクロゴール400配合剤、2包／日、分1、朝食後）

4）刺激性下剤

刺激性下剤は、内服時には活性のない配糖体ですが、腸内細菌や消化管内の酵素により加水分解され活性体となり、大腸の筋層間神経叢に作用して、大腸収縮を促進し、腸管からの水分の吸収を抑制して瀉下作用を有します。刺激性下剤は長期連用により耐性が出現し、難治性便秘になることがあり注意が必要です。

（1）大腸刺激性下剤

①アントラキノン系刺激性下剤

・センナ、センノシド、アロエ、ダイオウ、ダイオウ配合剤

②ジフェニール系刺激性下剤

・ピコスルファートナトリウム

5）上皮機能変容薬

上皮機能変容薬は小腸の粘膜上皮の機能を変容させることにより小腸での水分分泌を増加させ、便秘の症状を改善させます。

・ルビプロストン：上皮機能変容薬の1つです。適応症は「慢性便秘症」であり、通常成人には1カプセルを1日2回、朝食後および夕食後に経口投与します。選択的クロライドチャネルアクチベーターであるルビプロストンは小腸粘膜上皮のクロライドチャネルを活性化し、小腸腸管内腔へのクロライド輸送により浸透圧を生じさせ、腸管内腔への小腸液の分泌を促進します。とくに高齢者の重症便秘には効果を呈します。副作用は下痢と悪心であり、若年者では内服開始初期に悪心を伴うことがあります。しかし2〜3日で軽減することが多く、処方する際に十分に説明することが必要です。妊婦への投与は禁忌とされています。（処方例：ルビプロストン、48 μg/ 日、分2、朝夕食後）

・リナクロチド：小腸粘膜上皮のグアニル酸シクラーゼC受容体アゴニストであり、腸管分泌促進作用、腸管輸送能促進作用、および大腸痛覚過敏改善作用を有します。適応症は「便秘型過敏性腸症候群」、「慢性便秘症」であり、通常0.25 mg 2錠を食前に内服します。主な副作用は下痢ですが、併用禁忌・併用注意薬がありません。排便状況の改善のみならず、腹痛、腹部不快感などの腹部症状の軽減にも効果が期待できます。（処方例：リナクロチド、0.5 mg/ 日、分1、朝食前）

・エロビキシバット：新しいタイプの薬剤として、胆汁酸の再吸収を阻害し、胆汁酸の量を増やして大腸の水分を増やす「胆汁酸トランスポーター阻害薬」であるエロビキシバットがあります。大腸の水分を増やすとともに、腸管蠕動を促進します。副作用として蠕動促進に伴う腹痛があげられます。（処方例：エロビキシバット、10 mg/ 日、分1、朝食前）

6）オピオイド誘発性便秘治療薬

オピオイド療法を開始したり、変更したり、増量した際に便秘症状が新たに出現する便秘をオピオイド誘発性便秘といいます。これに対しては経口末梢性μオピオイド受容体拮抗薬で

あるナルデメジントシル酸塩が使用されています。（処方例：ナルデメジントシル酸塩、0.2 mg/ 日、分 1、朝食後）

7）漢方薬

・潤腸湯：高齢者のコロコロ便に使用します。

・大黄甘草湯：ダイオウとカンゾウとの合剤です。

・大建中湯：腹が冷えて痛み、腹部膨満のあるものに使用します。

8）坐剤

・炭酸水素ナトリウム・無水リン酸二水素ナトリウム配合薬：腸内で炭酸ガスを発生し蠕動運動を亢進することにより排便を促進します。

・ビサコジル：結腸、直腸の粘膜に選択的に作用し、蠕動運動を促進します。

9）浣腸液

・グリセリン：50％液 30～120 mL を浣腸薬として用います。

おわりに

便秘症の診断は、症状より病態を把握し、適切な検査により除外診断を行い、診断を確定します。治療においては病態の説明、生活習慣の改善、食事療法、心理療法が重要ですが、最終的には薬物療法に頼るところが大きいといえます。**プライマリケアにおける便秘の薬物療法を効率的に行うためには、症状に応じた薬剤の使い分けとさじ加減が大切です。**

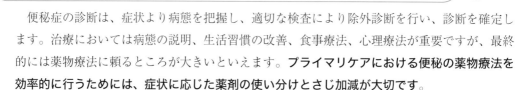

【慢性便秘症診療アルゴリズムと実際の処方例】

慢性便秘症の診療においては、まず診断をつけ、診断に応じた薬物治療が選択されます。病態を理解し、治療薬を適切に選択する必要があります。

便秘を訴える患者さんが訪れた場合、まず問診を行います。直腸出血、体重減少、家族歴などの危険徴候がある場合には器質的疾患を疑い、大腸内視鏡検査を勧めます。腹部単純X線検査、便潜血反応検査も器質的疾患の除外には有用です。腹痛、腹部不快感などの腹部症状を伴わない便秘は機能性便秘、いわゆる一般の慢性便秘と考えます。腹痛、腹部不快感などの腹部症状を伴う場合には便秘型過敏性腸症候群と診断します。機能性便秘で腎機能低下（eGFR60以下）がない場合には、塩類下剤である酸化マグネシウム、2.0 g/日、分3、朝昼夕食後、刺激性下剤であるピコスルファートナトリウム2.5 mg 2錠/日、分1、眠前を処方します。2～3ヵ月に1回は定期的に血中マグネシウム濃度を計測します。

腎機能低下がある場合、または従来の処方で十分なコントロールができなかった場合にはポリエチレングリコール、4包/日、分2、朝夕食後あるいは上皮機能変容薬を処方します。

便秘型過敏性腸症候群の場合には、膨張性下剤であるポリカルボフィルカルシウム、500 mg 3錠/日、分3、朝昼夕食後、消化管ガス駆除薬であるジメチコン、80 mg 3錠/日、分3、朝昼夕食後、酪酸菌製剤、6錠/日、分3、朝昼夕食後に加え、上皮機能変容薬であるリナクロチド、0.25 mg 2錠/日、分1、朝食前を投与します。便通異常のみならず腹部症状の改善にも効果的です。

腹部膨満感を伴う慢性便秘症患者に対しては、胆汁酸トランスポーター阻害薬であるエロビキシバット、5 mg 2錠/日、分1、朝食前が有効です。効きすぎたら1錠に減量し、効かない場合は3錠まで増量します。エロビキシバットは大腸の水分を増やすとともに、腸管蠕動を促進します。腹部膨満感の強い慢性便秘症の患者には特に有用といえます。

◆用語解説

上皮機能変容薬：腸管上皮に作用して腸管内への腸液の分泌を増加させ、便を柔軟化し、排便を促進する。ルビプロストンは粘膜上皮のクロライドチャンネルに働き、リナクロチドはグアニル酸シクラーゼC受容体に働く。

胆汁酸トランスポーター阻害薬：エロビキシバットは回腸末端上皮の胆汁酸トランスポーターを阻害し、胆汁酸の再吸収を抑制し、大腸内の胆汁酸を増加させる。水分分泌、消化管運動を促進させ、便秘治療効果を示す。

ⓘ ピットフォール

- 慢性便秘症の薬物療法では、悪性腫瘍をはじめとする器質的疾患の併存に注意を払う必要がある。
- 酸化マグネシウムを投与する場合には高マグネシウム血症への配慮が必要。
- 上皮機能変容薬の作用は強力なので、時に水様性の下痢をきたすことがある。

参考文献

1）春間　賢，ほか：新薬と臨牀，2016；65：1584
2）鳥居　明：臨床のあゆみ，2000；46：14-24

2　高度な便秘に対する外科的治療

河原 秀次郎
国立病院機構西埼玉中央病院外科

ポイント

① 高度な便秘に対する手術は、「結腸運動機能不全」、「S 状結腸過長症」、「便排出障害（直腸脱、直腸瘤）」の主に 3 つに対して行われる。

② 腸管運動機能の障害が便秘の病態生理であり、「結腸運動機能障害」は内科的治療の適応である。

③ 腸管運動機能の障害の程度が進行して結腸運動機能不全に陥った症例が手術適応になる。

④ 結腸運動機能不全を放置すると呼吸障害、腎機能障害、低栄養状態、腸管穿孔などの生命に危険をおよぼす病態をまねくため、診断がついたら早めの手術が必要。

はじめに

大腸運動機能障害の臨床症状の 1 つが「便秘」です。慢性便秘症の診断・治療については、『慢性便秘症診療ガイドライン 2017』（以下、ガイドライン）[1] にその指針が明確に示されています。内科的治療は、単に薬剤を処方して便が出たか、出なかったかが治療のゴールではなく、すっきりした排便を感じる「**完全排便**」ができることが重要で、**完全排便**を目指すための治療指針がガイドラインに示されています。しかし、内科的治療抵抗性の症例にしばしば遭遇しますが、ガイドラインには外科的治療に関しては十分な記載がありません。また、ガイドラインの便秘症の分類は内科的治療には適していますが、外科的治療には適した分類ではありません。ここでは、外科的治療についてのみ詳細に述べさせていただきます。

まず手術適応ですが、最も多い疾患は「**結腸運動機能不全**」、「**S 状結腸過長症**」、「**便排出障害**（**直腸脱、直腸瘤**）」の主に 3 つになります。

1. 結腸運動機能不全

1）結腸運動機能不全の病態生理

便秘症の病態生理は大腸の運動機能障害で、**結腸運動機能障害**と**便排出障害**の 2 つに分けられます。結腸運動機能障害の程度が進行すると結腸運動機能不全に至ります。腸内容物が停滞すると腸管は拡張しますが、小腸が拡張すると誰もが「腸閉塞」を疑って心配し、状況によっては腸管内の減圧目的でイレウス管の挿入を検討します。一方、大腸が拡張していた場合には、まず「便秘症」を疑い、大腸内視鏡検査などで大腸癌がなければ経過観察していることが多いと思います。しかし、腸管が拡張したまま時間が経過すると、腸管壁とくに筋層の菲薄化・線維化が生じるため、蠕動収縮能が徐々に低下していきます。その病態が進行して腸管の蠕動収縮能が完全に失われた状態が**結腸運動機能不全**です。**結腸運動機能不全**に陥っても腸管に器質的な狭窄あるいは閉塞がなければ、口側腸管の腸管内圧の上昇に伴って腸内容物が徐々に肛門側に移送され、排便はみられます。しかし、長時間の多量の腸内容物の貯留は、呼吸機能あるいは腎機能の低下などの他臓器障害を誘発することになり、また便の硬化に伴って腸管壁の血流障害が生じて腸管穿孔の原因になります。よって結腸運動機能不全を単に「便秘」という簡単な言葉で片づけるわけにはいきません。

良性疾患ですので慢性便秘症の手術適応は、「**結腸運動機能不全の状況にあって本人が手術を希望した場合**」としており、予防的手術は行っていません。ガイドラインの分類では、「**大腸通過遅延型便秘症かつ巨大結腸である症例**」になります。しかし、呼吸障害、腎機能障害などの他臓器の機能障害を伴う場合や経口摂取の低下による低栄養状態は手術の絶対適応と考えます。

2）結腸運動機能不全の診断

結腸運動機能不全の診断には、胸部単純X線検査と腹部CT検査が重要です。胸部単純X線検査では、右横隔膜下に結腸のガス像がみられる（図1）、いわゆるChilaiditi症候群を呈している場合が多くみられます。拡張した結腸が肝臓を圧迫するため生じる現象ですが、肝機能障害をきたす症例があり、そのような症例は手術によって肝機能が正常化します。

腹部CT検査では、椎体の1.5倍以上に拡張した結腸が常に観察されます。拡張した腸管が正常化する時期がある症例は「**偽性慢性腸閉塞症**」であるため、CT検査の経時的変化に注意しなければなりません。手術を行う場合には小腸の運動機能に問題がないことを確認することが重要であるため、術前にシネMRIなどによる小腸の運動機能の評価が必要です。

3）結腸運動機能不全に対する手術

結腸運動機能不全に対する手術法は、**結腸全摘術＋回腸直腸吻合術**が標準術式です[2)]。Laneが1908年に慢性便秘症に対する術式として報告して以来、110年以上の歴史があります。しかし、直腸が拡張し器質化して便排出障害を伴っていた場合には、**結腸全摘術＋回腸人工肛門造設術**が適切ですが、この術式は肛門からの自然排便はできなくなります。

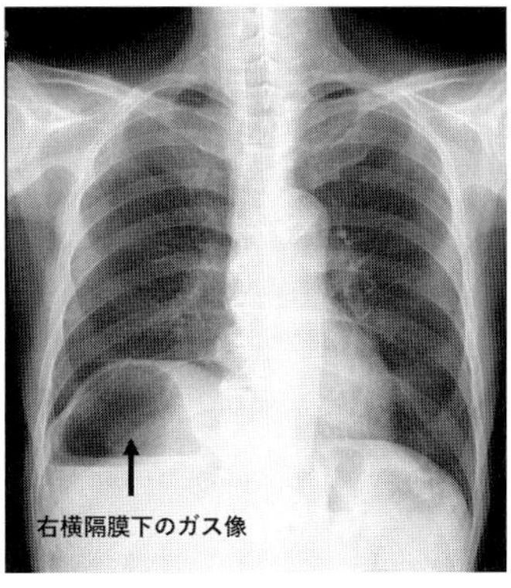

図1　Chilaiditi症候群の胸部単純X線所見

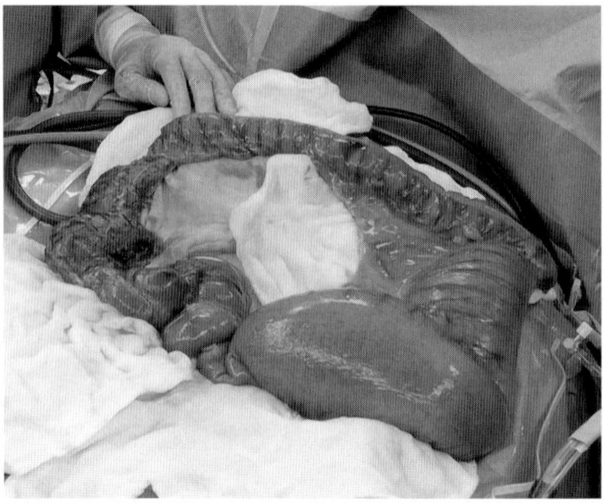

図2　臍の小切開創から全結腸を体外に誘導

結腸全摘術＋回腸直腸吻合術は、現在では開腹手術ではなく腹腔鏡下手術の適応になっています。とくに20〜30歳代の女性には単孔式腹腔鏡下手術を行っており[3]、臍の創だけで手術ができるため（図2）、通常の腹腔鏡下手術よりさらに低侵襲かつ整容性に優れた手術になります。臍の創は術後あまり目立たないため、手術をしたことを他人に気づかれることはありません。

4）術後経過

ヨーグルトやバナナを食べる習慣があった症例の多くは、術後はとくに問題なく経過します。そのような食習慣がなかった症例は、術後1ヵ月ほど経過して食後「胃もたれ」や「腹部膨満感」などのディスペプシア症状のため経口摂取が十分にできなくなることがあり、下剤や浣腸を欲するようになります。術後便が貯留する結腸がないにもかかわらず、お腹が張り排便がない状態をまだ便秘と考え、術前と同様な下剤の内服や浣腸を使用したがる傾向があります。そのような患者さんには、術後に下剤や浣腸が不要であることを根気強く外来で指導することが必要です。

術後にディスペプシア症状が出現した症例のなかには、食後高度の胃下垂のため胃排出障害が生じ、経口摂取が進まない患者さんがいます。術前に胃透視などを行って胃下垂による胃内容の停滞がないことを確認することが重要です。食後高度の胃下垂のため**胃排出障害を伴う症例には、幽門洞切除＋R–Y再建の必要性**を検討すべきです。

2. S状結腸過長症に対する治療

1）S状結腸過長症の危険性

S状結腸過長症は単にそれだけでは手術適応になりませんが、S状結腸軸捻転が生じて腸閉塞を起こし、腹痛、出血、腸管穿孔に至った場合、あるいは頻繁に捻転が生じた場合が手術適応です。S状結腸過長症は、S状結腸軸捻転の原因となる最も重要な疾患です。S状結腸軸捻転は内視鏡的に捻転を解除できますが、内視鏡的に捻転が解除できても1ヵ月以内に再発する症例は手術適応です。

2）S 状結腸軸捻転の診断

S 状結腸軸捻転は、腹部単純 X 線検査で容易に診断できますが、S 状結腸がガスで拡張してコーヒー豆様にみえる coffee bean appearance が認められます。また CT 検査では、鳥のくちばし状にみえる beak sign や、腸管および腸間膜が渦巻き状にみえる whirl sign が診断に有用とされています。

3）S 状結腸過長症に対する手術

S 状結腸過長症に対する手術は S 状結腸切除術です。臍下部に 4～5 cm の切開創を造設すると容易に拡張した S 状結腸が体外に誘導できるため、腹腔鏡操作を必要とせず、比較的低侵襲な手術が行えます[4)]。腹腔鏡下手術を試みても拡張した腸管によって視野が妨げられ手術操作に難渋するため、初めから開腹手術を行うことをお勧めします。また、腸管が拡張して腸管壁が脆弱化していることが多いため、腸管再建には自動縫合器を用いた機能的端々吻合が行われています。

3. 便排出障害（直腸脱、直腸瘤）の治療

外科的治療が必要な便排出障害の原因となる主な疾患は、**直腸脱**と**直腸瘤**です。**直腸脱とは、直腸壁が全層性に肛門から反転脱出する病態**のことで、比較的高齢者に多い疾患です。手術法としては、経肛門的・経会陰的手術と経腹的に腸管の固定や切除を行う 2 種が一般的に行われています。経腹的腸管固定術は、切除摘出する手術標本がないため、腹腔鏡下手術が行われます。

直腸瘤とは、直腸腟中隔が脆弱化して排便時に直腸前壁が腟側に膨隆するため、腹圧が有効に排便につながらず、排便困難や残便感を呈する病態です。手術適応は、①深さ 2 cm 以上、②排便造影検査で排便終了時の擬似便の直腸瘤内貯留、③経腟的用手排便介助が有効の 3 つです[5)]。術式は、経肛門、経腟、経腹的手術があります。

◆ 用語解説

結腸運動機能不全：腸管壁とくに筋層の菲薄化・線維化のため腸管の蠕動収縮能が完全に失われた状態。

ⓘ ピットフォール

- 拡張した腸管が正常化する時期がある症例は「偽性慢性腸閉塞症」であるため、結腸運動機能不全の診断には CT 検査の経時的変化が重要。
- 術前にシネ MRI などによる小腸の運動機能の評価が必要。
- 食後高度の胃下垂のため胃排出障害を伴う症例には、幽門洞切除＋R–Y 再建の必要性を検討すべき。
- 術後に下剤や浣腸が不要であることを根気強く外来で指導することが必要。

参考文献

1）日本消化器病学会関連研究会慢性便秘症の診断・治療研究会：慢性便秘症診療ガイドライン 2017．南江堂，東京，2017
2）河原秀次郎：難治性便秘の外科的治療．Medicina，2016；53：1400-1403
3）Kawahara H, et al: Hepato-gastroenterol, 2014; 61: 453-455
4）河原秀次郎：外科手術後の便秘，難治性便秘の外科治療．診断と治療，2013：101：303-307
5）味村俊樹：便排出障害（直腸肛門機能障害）．診断と治療，2013：101：285-290

3 消化管手術前後における便秘とその対策

前田 耕太郎[1]、小出 欣和[2]、勝野 秀稔[2]、花井 恒一[2]
[1] 藤田医科大学病院国際医療センター、[2] 藤田医科大学総合消化器外科

ポイント

① 消化管手術前後の便秘の診断では、腹部・肛門所見や腹部単純 X 線、腹部 CT などで便秘の病型診断を行う。
② 術前の便秘では、慢性便秘（症）の原因分類に従って便秘の病型を診断し治療を行う。
③ 術後の狭窄（閉塞）性便秘では、イレウスに対する保存的治療、外科的治療を考慮する。
④ 術後の非狭窄（閉塞）性便秘では、内服薬や外用薬による保存的治療を行う。

1. 消化器外科手術前の便秘

1）便秘の病態、原因

消化器外科手術前の便秘の病態や原因は、『慢性便秘症診療ガイドライン 2017』[1]（以下、ガイドライン）の便秘の原因分類（表 1）に準じて診断します[2]。ガイドラインでは、便秘を器質性と機能性に大分類し、器質性を狭窄性と非狭窄性、機能性を排便回数減少型と排便困難型に分類しています。

消化器外科手術前、とくに注意しなければならないのは、器質性の便秘のうちの狭窄性の便秘です。狭窄性の便秘では術前に腸閉塞（イレウス）[3] を引き起こすことがあり、原因疾患の治療の前にイレウスの治療が必要となることがあります。

表 1　消化器外科手術前の便秘の原因

＊器質性便秘
・狭窄性
消化器癌（大腸癌含む）、クローン病、虚血性腸炎、憩室など
・非狭窄性
巨大結腸、直腸瘤、直腸重積、小腸瘤、S 状結腸瘤など
＊機能性便秘
・排便回数減少型
経口摂取不足、特発性、糖尿病などにより症候性、薬剤性など
・排便困難型
努責力低下、直腸感覚・収縮力低下、骨盤底筋協調運動障害など

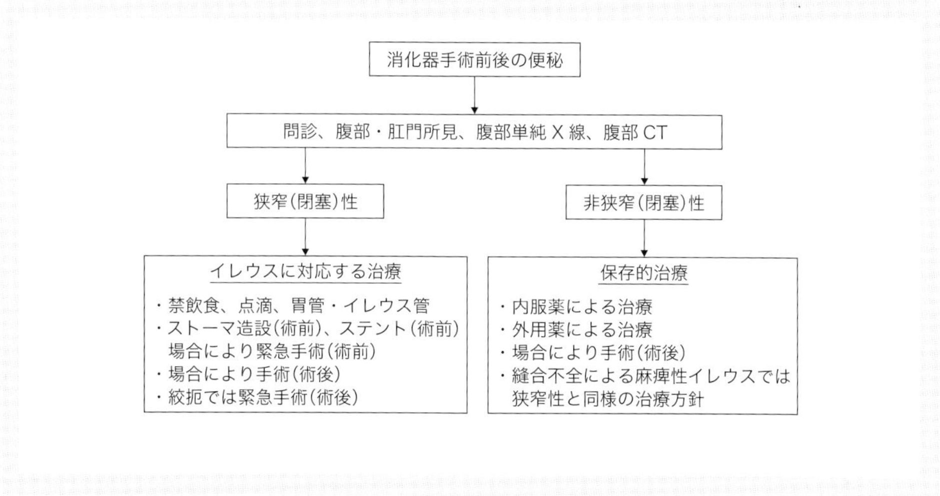

図1　**消化器外科手術前後の便秘診療に対するフローチャート**

2）診断

問診や腹部・肛門所見、腹部単純X線、腹部CT所見で、狭窄（閉塞）所見がないかどうかの病型を鑑別診断することは重要です（図1）。

問診では、排便の頻度、便性状（ブリストル便形状スケール[1]使用）、いきみの程度、残便感や排便困難感などの聴取が大切です。

肛門診察では、いきみ動作を行ってもらうことで、機能性便秘の排便困難型である骨盤底筋協調障害などの機能性便排出障害であるかどうかをある程度診断できます。いきみ動作で、肛門に入れた指が押し出されるような動きが確認できれば、直腸感覚・収縮力低下以外は正常と判断されます（**表1**）。

また、器質性便秘を引き起こす非狭窄型の直腸瘤や直腸脱、直腸重積も肛門診察で診断可能です（**表1**）。直腸内に便塊が貯留している糞便塞栓の有無も術前には確認が必要です。

3）治療

消化器外科手術前には、狭窄（閉塞）性の病変の有無によって治療が異なります（**図1**）。

閉塞性の病変では、腹満や腹部単純X線や腹部CTで腸閉塞の所見を呈します。この場合には、閉塞の程度（とくに閉塞より口側の腸管拡張の程度）などを診断して、禁飲食、点滴治療だけでよいのか、さらなる治療が必要かを判断します。イレウスの程度によっては、上部消化管の狭窄ではイレウスの治療として胃管、下部消化管では経口もしくは経肛門的イレウス管での治療なども考慮します[3]。これらの状況では、さらなる治療や外科的治療も考慮しなくてはならないので、外科医と親密な連絡を取りながら診療を行う必要があります。閉塞が高度で、これらの治療で改善がみられない場合には、ストーマ造設や狭窄部に対する内視鏡的ステント治療、腸切除などの外科的治療も考慮する必要があります。経過中に、絞扼性イレウスを呈する所見がみられたら緊急手術が必要になりますので、腹部所見や患者の状態を経時的に注意深く観察する必要があります。非閉塞（狭窄）性の便秘の場合には、内服薬や坐薬、浣腸などの外用薬を使用して便秘をコントロールします。

2. 消化器外科手術後の便秘

1）便秘の病態、原因

消化器外科手術後には、術後の癒着性イレウスや消化管の吻合部狭窄による器質性狭窄性の便秘を考慮する必要があります（表2）。また、消化器外科手術後に特徴的な腹部・直腸・肛門手術後の疼痛による機能性排便困難型の便秘も念頭に入れておく必要があります。

術後の遷延性の麻痺性イレウス[3)]や食事摂取量減少による機能性の排便回数減少型の便秘も消化器外科術後に特徴的な便秘です。直腸瘤や直腸脱の術後では、手術効果が不十分なために便秘になることもあります。そのほかの便秘は、術前と同様の原因による便秘です。

2）診断

臨床経過、腹部所見、腹部単純X線所見、腹部CT所見などより、閉塞性の便秘であるかどうかを診断します（**図1**）。

吻合部狭窄では、腹部単純X線で吻合部に一致した部位より口側に拡張した腸管像が確認できます。術後の癒着性イレウスでは、癒着部の口側腸管の拡張像とニボー像が診断に有用です。麻痺性イレウスでは、小腸を中心とした腹部全体のガス像が確認されます。術後の縫合不全では、吻合部周囲の麻痺性の腸管ガス像がみられます。腹部・直腸・肛門手術後の疼痛による機能性排便困難型の便秘では、しばしば直腸内の便塊が確認されます。

3）治療

閉塞性の病変である**術後癒着性イレウスや吻合部狭窄では、禁飲食、点滴、程度によっては胃管・イレウス管による保存的治療を行い**ます（**図1**）。多くは、これらの治療によって改善しますが、**改善がない場合には手術的治療も考慮します**。術後の癒着性イレウスでは、絞扼性

表2　**消化器外科手術後の便秘の原因**

＊器質性便秘
・狭窄性（閉塞性イレウス）
吻合部狭窄、癒着性イレウス、など
・非狭窄性
巨大結腸、直腸瘤、直腸重積、小腸瘤などの手術効果不十分など
＊機能性便秘
・排便回数減少型
術後の機能性イレウス（腸管麻痺）、経口摂取不足、特発性、糖尿病などにより症候性、薬剤性など
・排便困難型
腹部、直腸・肛門手術後の疼痛によるもの、直腸収縮力低下など

イレウスに移行することもありますので、術後経過には十分注意して保存的治療を行う必要があります。絞扼性イレウスが疑われる場合には、緊急手術も考慮しなければなりません。吻合部狭窄による便秘が改善しない場合には、術後安全な期間を置いて内視鏡的に狭窄部のバルーン拡張術を行うこともあります。非閉塞性の直腸瘤や直腸脱の術後では、手術効果が不十分なために起こる便秘では、内服治療などで保存的治療を行います。改善がみられない場合には、患者さんと相談のうえ再手術も考慮します。

縫合不全以外の術後の腸管麻痺による機能性のイレウスに対しては、消化管運動賦活薬や漢方薬[4]**を使用**します。縫合不全による麻痺性イレウスでは、閉塞性イレウスと同様な治療を行います。その他の原因による便秘に対しては、内服薬による慢性便秘の治療を行います。場合によっては坐薬、浣腸などの外用薬も併用します。著者らは、大腸癌術後早期より、術後の便秘を予防し腸管の運動を活性化するために、後述の患者例のような浸透圧性の塩類下剤と漢方薬を併用した処方を行っています。

◆用語解説

器質性便秘：大腸癌や巨大結腸症、直腸瘤などの腸管の形態的異常を引き起こす原因疾患のために起こる便秘を器質性便秘と呼ぶ。

絞扼性イレウス：腸閉塞（イレウス）は、腸管の循環障害を伴わない単純性イレウスと循環障害を伴う絞扼性（複雑性）イレウスに分類。絞扼性イレウスは、放置すると腸管の壊死を引き起こし重篤な状態に陥る。

【患者例】

67歳、男性、S状結腸癌術後1ヵ月。排ガスはあるが、便秘気味で受診。ブリストル便形状スケールでタイプ1～2と硬便であった。腹部単純X線所見では腸管の狭窄所見はなく、大腸全体に糞便塊がみられた。

【処方例】

酸化マグネシウム、300 mg 3錠 / 日、分3、朝昼夕食後
大建中湯、2.5 g 3包、分3、朝昼夕食前

【処方意図】

酸化マグネシウムで便性のコントロールを行い、大建中湯で術後の消化管運動と直腸感覚機能の活性化を図る。

ⓘ ピットフォール

- 消化管手術前後の便秘の診断で狭窄性の便秘と診断されたら、外科医と親密に連携し治療する。
- 消化管手術前後の狭窄性便秘で、絞扼性イレウスを疑う所見があれば緊急手術を検討する。
- 術前後の非狭窄（閉塞）性便秘では、腸管麻痺か排便困難かを鑑別し、浣腸や内服治療を選択する。

参考文献

1）日本消化器病学会関連研究会慢性便秘の診断・治療研究会：慢性便秘症診療ガイドライン2017．南江堂，東京，2017
2）前田耕太郎，ほか：Medicina，2016；53：1424-1426
3）前田耕太郎，ほか：臨床外科，2016；71：234-237
4）Kono T, et al: Surg Today, 2019; 49: 704-711

4 神経内科における便秘への対応

眞鍋 雄太
神奈川歯科大学附属病院認知症・高齢者総合内科／藤田医科大学救急総合内科

ポイント

① 神経変性疾患、とくにパーキンソン病関連疾患では前駆期より便秘を認め、経時的に増悪する。

② 認知症では、便秘が原因で不穏になることがある。一方、認知症そのものが便秘の増悪因子になる。

③ 便秘が見かけ上のパーキンソン症状の悪化や覚醒度の低下に関与していることがある。

④ レビー小体病では、疾患要因に加え、加齢性要因と患者さんの行動特性も考慮して便秘治療を考える。

⑤ レビー小体病で高用量のアントラキノン系刺激性下剤を連用すると、結果として難治性便秘を招来する。

1. はじめに

自律神経症状を伴う脳神経内科領域の疾患は多く、中枢性の神経変性疾患である**レビー小体病**〔Lewy body disease：LBD、パーキンソン病（Parkinon's disease：PD）およびレビー小体型認知症（dementia with Lewy bodies：DLB）を含む〕や多系統萎縮症（オリーブ橋小脳萎縮症、線条体黒質変性症、Shy-Drager 症候群）に始まり、そのほかの神経変性性認知症や、脳血管障害に伴う脳梗塞後遺症（脳血管性認知症含む）、末梢性要因としての代謝性疾患である糖尿病性ニューロパチーや自己免疫機序による Guillain-Barré 症候群がよく知られるところです。実地臨床において、診療科を問わず接する頻度が高い脳神経内科疾患由来の自律神経症状は、恐らく慢性便秘であり、罹病患者数の割合からして神経変性性認知症や LBD を原因とするケースが主体と想定されます。

本稿では、LBD における便秘を中心に、その病理学的背景から病態生理を解き明かし、便秘への治療の必要性と診察ポイント、治療ストラテジーを紹介したく思います。

2. 高齢者および認知症性疾患と便秘の関係

厚生労働省による国民生活基礎調査の概況にもあるように、年齢が上がるほど便秘の有訴者数が増える印象を持ちます。なぜ高齢者では便秘を伴いやすいのでしょうか。理由の１つに、食事および飲水量の低下があげられます。そのほか、病的要因とは無関係に腹筋群の筋力低下や腸管蠕動機能の低下、残存歯数や咬合など、口腔の諸問題による咀嚼能力の低下、運動量の低下による腸管刺激の低下といった加齢性要因が相まって、機能性便秘、とくに弛緩性便秘を生じやすくなるわけです。こうした加齢性の生理学的要因に加え、糖尿病などの併存症や腹腔内臓器への外科的手術の既往、消化管の蠕動運動に影響をおよぼす各種薬剤の内服といった複数の要因が加わることで、より一層、便秘を生じやすい下地が形成されます。

認知症罹患高齢者の場合、高齢者としての生理学的および病態生理学的メカニズムに加え、記憶障害や認知症に伴う行動・心理症状（behavioral and psychological symptoms of dementia：BPSD）が、便秘を生じるさらなる要因として関与してきます。たとえば、便意を排便のサインと認識できずに我慢してしまい、これが習慣化することで便秘をきたすケースや、排泄時の不手際を契機に生じた心理反応を成因に便秘を生じるケース、「トイレに人がいる」といった内容の幻視やこれに関連した妄想性誤認が原因となり排便行為の発動が制限され、便秘を招来するケースなどが具体例としてあげられます。こうしたケースに伴う便秘では、介護環境の整備や介助、抗認知症薬による治療で改善することもあります。ちなみに、実際は排便を認めているにもかかわらず、排便行為の実行自体を覚えておらず便秘を訴える「偽性便秘」の場合もあり、注意が必要です。

以上、**認知症患者では、BPSD が便秘の要因、あるいは増悪因子となり得ることを解説しましたが、両者は双方向性の関係にあり、便秘が BPSD の要因となることも知っておかなければなりません。**便秘に伴う不快な症状（腹部膨満感や間欠性の腹痛など）を、認知機能の低下から認識できず、解決も図られないことから事象が遷延化し、結果として不機嫌や易怒性の亢進を認めているケースがあります。認知症患者における BPSD の治療では、便秘が誘発因子として介在していないか、これを検討することも重要といえるでしょう。

3. レビー小体病（LBD）

LBD とは、脳の神経細胞のみならず全身の細胞胞体内に異常な α-シヌクレインの凝集体であるレビー小体が形成され、変性脱落を生じる神経変性疾患です。

2015 年に San Diego で開催された国際パーキンソン病・運動障害学会では、PD および認知症を伴う PD と DLB の関係性が議論され、これらは神経病理学的に連続性がありほぼ相同な疾患であるが、臨床症状は異なる面も多いことから、個別の疾患単位とすべきだろうとされました。

一方で、2015 年に公表された PD 前駆状態の診断基準[1]と DLB の診断基準 2017 年改訂版[2]を見比べると、前者の prodromal markers における画像検査内容は、後者における指標的バイオマーカーと一致しており、前者の非運動症状マーカーは、認知症前駆期の DLB に認める臨床症状[3]と一致していることに気付きます。こうした臨床像やバイオマーカーの一致は、PD および DLB が病理学的連続性を有し、同一スペクトラム上に存在する疾患だからなのです。

4. レビー病理と便秘

PDでは前駆期より、DLBの場合も認知症前駆期より便秘を認め、双方ともに経時的に重篤度を増します。その病態生理学的機序に関しては、腸管神経系の病理と病変の伸展様態を知ると理解しやすいでしょう[4,5]。

消化管壁内Auerbach神経叢を構成する神経細胞にレビー小体が形成されることで、神経細胞が変性して脱落します。そのため腸管蠕動は低下して内容物の大腸通過時間が延長し、滞留した腸管内容物は必要以上に水分が吸収され、結果として硬便化をきたすことになります。さらに、直腸固有収縮能の低下に加え、随意運動としての腹圧の低下も相まって直腸においても便は滞留し、排便時の奇異性括約筋収縮が加わり排便困難が助長されます。病期の進行に伴い迷走神経背側核にもレビー病理が伸展すると、末梢性のみならず中枢性にも腸管蠕動が抑制されるようになり、便秘は一層の重篤化を認めることになります[6]。

このように、LBDでは加齢性素因に加えて疾患特異的病理学的な背景が要因となり頑固な便秘を生じるわけですが、もう1つ、理解しておかなければいけない素因が存在します。それは、**患者さんの行動特性**です。LBD患者の多くが、自律神経症状の1つとして、あるいは内服薬の影響から過活動性膀胱を合併しています。また、動作緩慢や歩行障害などの運動症状が前景化しているケースでは、体動の困難さからトイレへの移動を忌避する傾向を示します。さらに、尿失禁に伴い生じる心理反応から、あるいは口渇感の減少や便秘に伴う食思不振なども相まって、飲水を避ける方がほとんどです。こうした行動特性が、硬便化を助長し便秘の重篤化に一役買うことになります。したがって、LBDに伴う便秘の治療では、飲水の励行や他要因への治療介入も必須といえるでしょう。

5. LBD患者における便秘の問題点

LBD患者における便秘の問題点は、便秘を中心にさまざまな要因および病態生理が双方向性に作用しあい、病状の悪化を招くことにあります（図1）。前述した機序を基に便秘が生じると、逆向きの作用として、便秘による腹部膨満感から飲水欲求が低下し、便秘をさらに助長することになります。**重篤化した便秘は、生理学的機序から血液脳還流量の低下につながり、進行期のPDやDLBでは、食後低血圧や食後失神、食事中あるいは食後の覚醒度の低下、意識明晰度の動揺をきたす要因にもなるわけです。**

さらに、便秘は運動症状の治療効果にも影響します。というのも、L-dopa製剤は胃酸によって溶解され十二指腸から吸収されるのですが、消化管内容物の滞留や便秘により胃通過時間の遅延および胃排泄時間の延長が生じると、内服したL-dopa製剤は一度で十二指腸に到達できないため吸収にばらつきが生じ、血中濃度の低下がもたらされます。すなわち、投与用量に応じた運動症状の改善が得られないというわけです。したがって、運動症状の改善が思わしくない場合、L-dopa製剤の増量を検討する前に患者さんの排便状態の確認を行うことが必須となります。

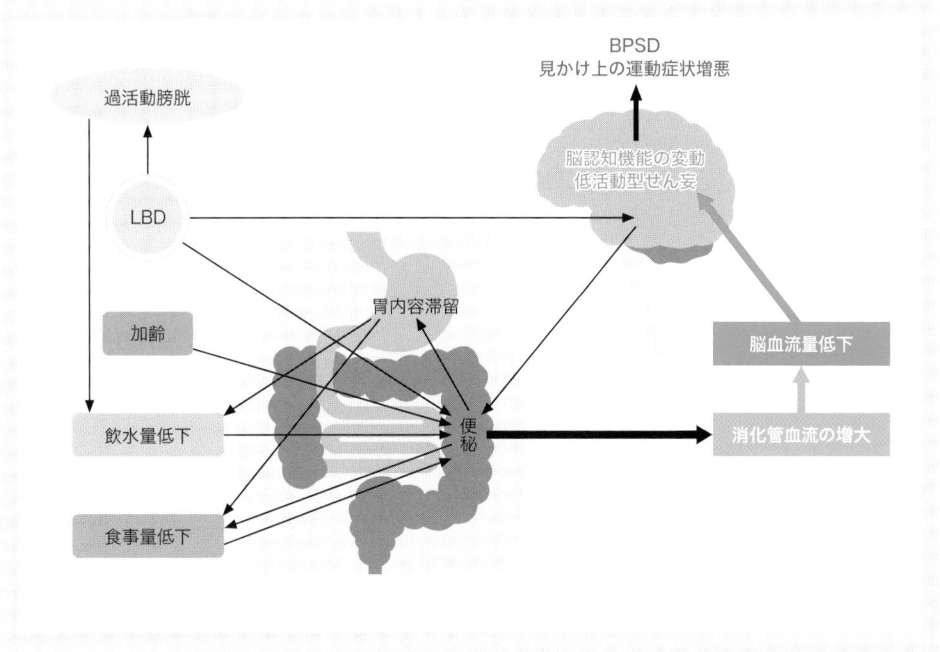

図1　レビー病理と症状の関係性

6. LBD に伴う便秘の治療方針

アントラキノン系刺激性下剤の高用量、長期連用は、リポフスチンの粘膜下組織沈着を生じ、粘膜下筋層へ炎症波及と炎症性機序による神経細胞の脱落により、最終的に巨大結腸症をきたすリスクがあります。LBD ではレビー病理により末梢の神経細胞が変性脱落しているわけで、こうした処方は避けるべきと考えます。また、大腸メラノーシスや大腸腺腫のリスク増大も指摘されており、アントラキノン系刺激性下剤は、あくまでも頓用使用に限るべきでしょう[4,5]。

投与のしやすさといった観点から、わが国ではマグネシウム製剤が慢性便秘の基本薬として好まれています。比較的安全域の広い薬剤ではありますが高マグネシウム血症への配慮を怠ってはならず、自律神経症状の急激な悪化や意識明晰度の動揺が増悪した場合、定期採血にこだわることなく血中のマグネシウム濃度を測定すべきです。

こうした観点に立つと、LBD に伴う便秘に対し、ポリエチレングリコール製剤を第一選択薬とすることは、エビデンスの面からも検討に値するでしょう[7,8]。さらに、前述した薬剤とはまったく薬理学的機序が異なる新規の薬剤、上皮機能変容薬（ルビプロストンやリナクロチド、エロビキシバット）についても、病態生理学的にも、エビデンスの面からも LBD に伴う便秘の基本薬として検討されるべきでしょう[9]。

【患者例】
67歳、男性。左側上肢の振戦を主訴に65歳時、当科を初診。筋トーヌスの亢進と左側上肢に安静時振戦を認めたことからパーキンソン病を疑い、各種画像検査を実施した結果、パーキンソン病と診断した症例。初診時より便秘を認め、かかりつけ医より酸化マグネシウム990 mg/日が処方されていた。67歳頃より上肢の運動量減少と安静時振戦の悪化を認めはじめ、ロチゴチンによる加療を開始し、運動症状に関しては良好なコントロールを認めている。一方、便秘に関しては経時的に増悪を認め、最近は4日から5日おきの排便間隔で、腹部膨満感から食欲が湧かないとのことだった。原疾患に伴う便秘であることから当科で一括処方することにし、後記処方内容に変更。変薬後、便形状はブリストル便形状スケールType1がおおよそ3〜4へ変化し、排便間隔も基本的に毎日（ときに2〜3日の無排便期を認める）へと改善を認めた。

【処方例】
1. ルビプロストン、24 μg 2カプセル／日、分2、朝夕食後
2. 酸化マグネシウム、500 mg 3錠／日、分3、朝昼夕食後
3. ピコスルファートナトリウム内用液、屯用、3日排便なければ使用

ピットフォール

- 悪性新生物が原因で慢性便秘をきたしている場合がある。
- 骨粗鬆症などでカルシウム製剤を内服している場合、薬剤性便秘を生じる可能性がある。

参考文献

1）Berg D, et al: Mov Disord, 2015; 12: 1600-1611
2）McKeith IG, et al: Neurology, 2017; 89: 88-100
3）Fujishiro H, et al: Psychogeriatrics, 2013; 13: 128-138
4）Cersosimo MG, et al: Neurobiol Dis, 2012; 46: 559-564
5）眞鍋雄太：Medicina, 2016；53：2-7
6）Fasano A, et al: Lancet Neurol, 2015; 14: 625-639
7）Zangalia R, et al: Mov Disord, 2007; 22: 1239-1244
8）Rossi M, et al: Expert Opin Pharmacother, 2015; 16: 547-557
9）Ondo WG, et al: Neurology, 2012; 78: 1650-1654

5 循環器疾患における便秘への対応

柴田 玲[1]、室原 豊明[2]
[1] 名古屋大学大学院医学系研究科先進循環器治療学寄附講座、[2] 名古屋大学大学院医学系研究科循環器内科学

ポイント

① 循環器疾患と便秘との併存頻度は非常に高い。
② 少ない排便回数は、循環器疾患による死亡リスクを高めるとの報告がある。
③ 急激な血圧変動を避けるために、日常の排便環境を改善し、いきみをやわらげる工夫を行うことが重要である。

はじめに

循環器疾患と便秘症との併存頻度は非常に高いことが知られています。たとえば、循環器疾患で入院となった患者さんの半数には便秘症を認め、またそのうち半数の患者さんは、入院後に便秘症になったとの報告もあります[1]。その背景として、循環器疾患は高齢者の頻度が非常に高い点や、治療としての水分制限に伴う体液内の水分量減少、利尿薬やカルシウム拮抗薬、アトロピン、モルヒネなど便秘を招きやすい治療薬の使用が多い点があげられます。循環器疾患患者は、加齢と治療薬の観点から複合的に便秘になりやすい状況にあるといえます。したがって、今後ますますその併存頻度は高くなることが予想されます。本稿では、循環器疾患における便秘症のリスク因子としての側面や、その注意点について述べます。

1. 循環器疾患のリスク因子としての便秘の存在

循環器疾患の患者さんが便秘であることの直接的なリスクを考える場合、排便時の「いきみ」がポイントとなります。便の硬いケースや排便回数の少ないケースでは、排便時にいきみがちです。**いきみは、一過性であっても血圧を上昇させます**[2]。排便に伴う収縮期血圧の変化を検討した結果では、高齢者において、排便直前から血圧上昇を認め、排便中にさらに上昇し、排便後30分、1時間後でもその血圧上昇が遷延することが示されています（図1）[3]。また、排便時のいきみで、バルサルバ負荷がかかり、わずかな血圧低下の後に10～100 mmHgの血圧上昇に転じることも報告されています[4]。これらの現象は、循環器系の重篤な状態を招いたり、迷走神経刺激により血圧や心拍数を低下させて失神を引き起こす可能性もあります。

また、日本の古い家屋ではトイレが寒いことが少なくありません。トイレは日陰で暖房がないうえに、換気用の窓から暖気が逃げるなど悪い条件が重なり、寒い環境になりがちです。温かい部屋から寒いトイレへ移動することで、血管が収縮し血圧が急上昇します。そこから、ま

(赤澤寿美ほか：自律神経，2000；37：431-439 より作図)

図1　**排便による収縮期血圧の変化**

高齢者では排便直前から排便後に収縮期血圧が高値を示す。

表1　**排便頻度と循環器疾患による死亡リスクとの関連**

排便頻度	1日1回以上	2〜3日に1回	4日に1回以下	p-trend
すべての循環器系疾患 HR（95% CI）	1（基準値）	1.21（1.08−1.35）‡	1.39（1.06−1.81）*	＜0.001
脳卒中 HR（95% CI）	1（基準値）	1.29（1.10−1.51）†	1.90（1.34−2.68）‡	＜0.001
虚血性脳卒中 HR2（95% CI）	1（基準値）	1.27（1.00−1.61）	1.97（1.21−3.21）†	0.002

* p＜0.05；† p＜0.01；‡ p＜0.001
年齢、性別、BMI、高血圧、糖尿病、喫煙歴、飲酒歴、学歴、1日歩行時間、就業状況、婚姻状況、ストレス状態、野菜・果物摂取状況の要因について調整済。

(Honkura K, et al: Atherosclerosis, 2016; 246: 251-256)

た温かい部屋へ戻ると血管が拡張し、血圧が下がります。この急激な血圧の乱高下が循環器系への負担となって、ヒートショックを招きます。このように超高齢社会の日本において、ヒートショックを招きやすいトイレ環境などの排便を取り巻く環境が「循環器疾患発症リスクとしての便秘」の存在を高めていると思われます。

事実、排便頻度と循環器疾患の死亡リスクの関連を検討した前向きコホート研究「大崎国保コホート研究」では、少ない排便回数と循環器疾患死亡リスクの増加に有意な関連を認めています（表1）[5]。また、Japan collaborative cohort（JACC）研究では、便通の頻度と心血管疾患の死亡リスクに関して有意差はなかったものの、便秘薬を使用している男性では、冠動脈疾患や虚血性脳卒中の死亡リスク、女性では脳卒中や虚血性脳卒中の死亡リスクが有意に高いこ

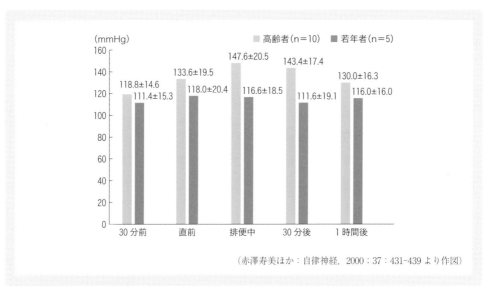

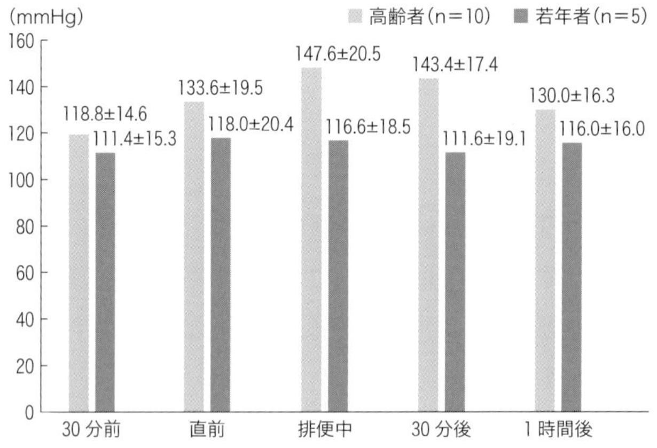

とが示されています[6]。このように、大規模コホート研究も行われるようになり、**循環器疾患と便秘の関連に因果関係**が深まりつつあります。

2. 循環器疾患における便秘への対応を考えるうえでの注意点

1）高血圧

昨年改訂となった『高血圧治療ガイドライン 2019（JSH2019）』においても「第４章　生活習慣の修正」の項に、「―**便秘については脳心血管病発症や慢性腎不全に関して報告があり、高血圧との関係では、便秘に伴ういきみは血圧を上昇させるので、便秘予防の指導や、必要な場合には緩下剤の投与を行う**―」と明記してあります。前述のごとく高齢者では排便時のいきみで 30 mmHg 程度の血圧上昇を引き起こします[3]。さらに、室温変化でも血圧は 30 mmHg 程度上昇することが報告されています[7]。つまり、トイレが寒く、便座の冷たい時期にトイレでいきむと血圧が 60 mmHg 程度上昇する可能性があることになります。したがって、高齢高血圧患者に便秘を合併したケースでは、ガイドラインに沿った、より厳格な血圧管理が求められます。

2）心臓弁膜症

心臓弁膜症のなかでも、とくに大動脈弁狭窄症に関しては注意を要します。重度の大動脈弁狭窄症患者では、いきみによる後負荷の増大が、心拍出量を低下させ、失神発作や胸痛、心不全増悪を引き起こすリスクとなり得ます。弁と便の関係には留意すべきです。

3）虚血性心疾患

急性冠症候群の発症は、交感神経系が亢進状態となるため、便秘をもたらしやすい状態です。加えて、心臓カテーテル治療やベッド上での長期安静、治療のための硫酸アトロピンやモルヒネの使用など、強固な便秘を引き起こしやすい環境といえます。また、排便時の血圧上昇は、急性冠症候群に伴う心破裂や、後負荷増大に伴う急性心不全の発症、心室頻拍・心室細動などの致死性不整脈の誘発を招くおそれがあります。

4）その他の心血管疾患

心房細動患者では、排便時のいきみで容易に心拍数が上昇し、心負荷がかかりやすくなります。また、大動脈解離や大動脈瘤などの大動脈疾患でもいきみから血圧が上昇し、解離の発症や瘤の増大・破裂のリスクが高まります。入院に伴う長期臥床や解離に伴う栄養血管の閉塞、炎症の波及に伴い、腸管壊死や麻痺性イレウスを引き起こす点にも留意が必要です。

5）循環器疾患関連薬剤

降圧薬であるカルシウム拮抗薬は、カルシウムの細胞内への流入抑制で、腸管平滑筋が弛緩して便秘が生じます。また、ATP 感受性カリウムチャネル開口薬（ニコランジルなど）は、カリウムチャネルを開口させ平滑筋の過分極を起こし、二次的にカルシウムチャネルを抑制するため便秘発症の危険があります。利尿薬もまた、電解質異常により腸管運動低下や体内の水分排出促進のため硬便となりやすく、便秘に対する注意が必要となります。

また、循環器疾患を持つ高齢者では腎機能が低下しているケースが多く、そのため緩下剤として広く使用されている酸化マグネシウムの使用は、高マグネシウム血症をきたす可能性があります。マグネシウムそのものは、その血管拡張作用などから不整脈治療に用いられることもありますが、急激な高マグネシウム血症は高度徐脈や房室ブロックなど重篤な不整脈をきたすこともあります。そのため酸化マグネシウム使用下では、定期的な腎機能やマグネシウムを含めた電解質の血中濃度測定が必要です。

おわりに

循環器疾患と便秘の関連については、臨床現場では感覚的に対応している傾向があります。しかしながら、大規模コホート研究も行われるようになり、因果関係が深まりつつある現状を鑑みると、重篤な循環器疾患の発症リスク抑制の１つの可能性として、便秘への対応に積極的に介入していくことが必要と考えられます。急激な血圧変動を避けるために、日常の排便環境を改善し、いきみをやわらげる工夫を行うことが重要です。

謝辞：本項を作成するにあたり助言いただきました、自治医科大学内科学講座循環器内科部門の石山裕介先生、苅尾七臣教授に厚く御礼申し上げます。

ピットフォール

- **トイレが寒く、便座の冷たい環境でいきむと血圧が急上昇し、心血管イベントを発症するリスクが増大する。**
- **循環器疾患は、高齢者で腎機能低下を合併しているケースが多く、便秘治療時の高マグネシウム血症に注意を要する。**

参考文献

1）藤井英雄，ほか：Pharma Medica，1994；12：201-211
2）Ishiyama Y, et al: J Clin Hypertens, 2019; 21: 421-425
3）赤澤寿美，ほか：自律神経，2000；37：431-439
4）栃久保修：血圧の測定法と臨床評価．メディカルトリビューン，東京，1988
5）Honkura K, et al: Atherosclerosis, 2016; 246: 251-256
6）Kubota Y, et al: J Epidemiol, 2016; 26: 242-248
7）Tochihara Y, et al: J Hum Environ Syst, 2012; 15: 13-19

6 糖尿病・甲状腺機能低下症に伴う便秘への対応

山田 佳彦、池田 佳史
国際医療福祉大学熱海病院

ポイント

① 糖尿病は慢性疾患であり、病歴が長くなると合併症を併発するリスクが高くなり、神経障害を合併すると便秘症の頻度が高くなる。

② 甲状腺ホルモンは全身の代謝や恒常性維持に影響するホルモンであり、不足すると代謝が低下し、消化管では便秘症の原因となる。

はじめに

代謝疾患、内分泌疾患は全身性の疾患であり、全身のさまざまな臓器に対して疾患の影響が起こり得ます。なかでも糖尿病は全身のさまざまな臓器における合併症が知られており、自律神経障害を介した消化器系への影響も、看過できない合併症となり得ます。甲状腺ホルモンは全身の代謝に影響を与えるホルモンであり、過剰状態では全身の諸臓器の代謝が亢進し、低下状態では代謝が低下します。すなわち消化管においては消化管運動の亢進・低下と関連します。本稿ではこれらの疾患について概説し、関連する便秘症について説明します。

1. 糖尿病と便秘症

1）糖尿病とは

日本糖尿病学会編『糖尿病診療ガイドライン 2019』によると、「**糖尿病はインスリン作用不足による慢性の高血糖状態を主徴とする疾患群**」と述べられています。病型は1型、2型、そのほかの成因によるものに大別されますが、いずれの病型であっても一度発症すると治癒することはなく、高血糖状態が長く存在することで特有の合併症が進行する疾患群といえます。慢性の高血糖は主に血管と神経の機能に影響し、**大血管障害である動脈硬化に加え、網膜症、腎症、末梢神経障害といった細小血管障害の原因となります**（図1）[1]。一般的に糖尿病性の合併症は、高血糖の程度が強いほど、高血糖の期間が長いほど起こりやすいといわれており、合併症予防の目安となる血糖値は、空腹時で130 mg/dL未満、食後2時間値で180 mg/dL未満、HbA1cで7.0％未満とされています。ただし血糖値、HbA1cのコントロールで合併症が有意に抑制されるのは細小血管合併症（網膜症、腎症、神経障害）に限られ、動脈硬化性疾患の予防には体重、血圧、血清脂質値、禁煙指導なども必要とされています[2]。

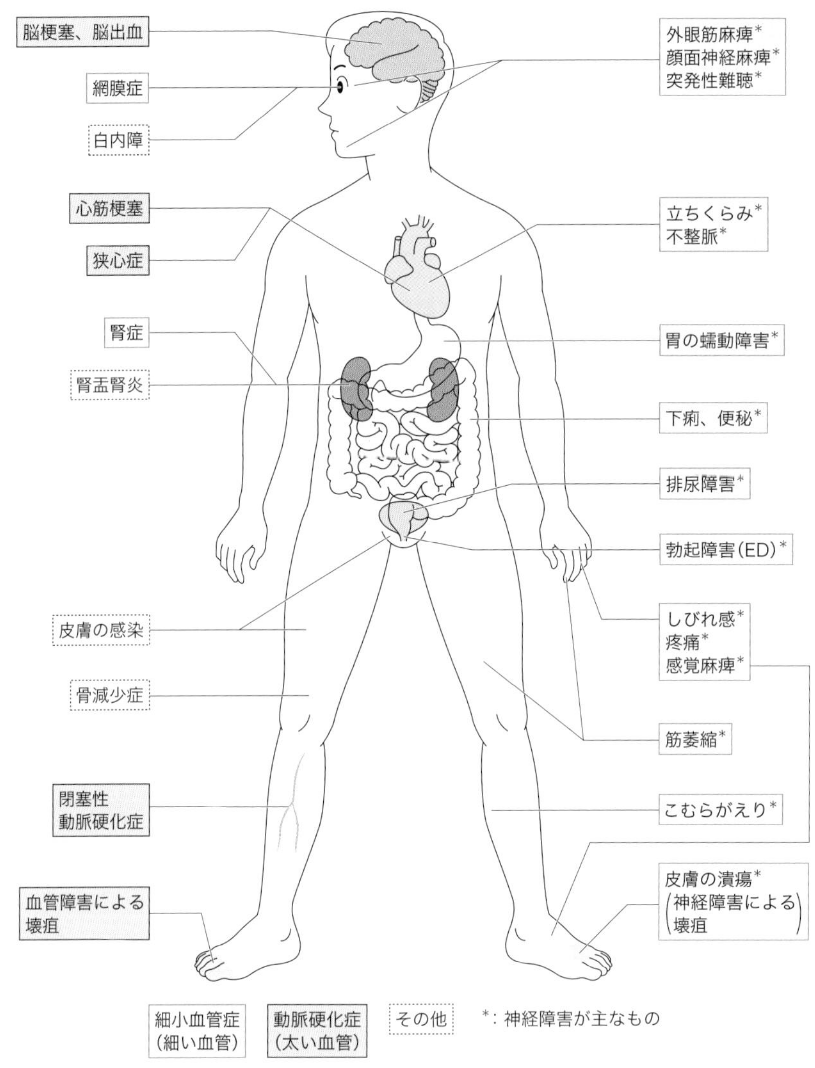

図１　糖尿病の合併症

2）糖尿病性末梢神経障害と便通異常

糖尿病性末梢神経障害で障害される神経は、主に知覚神経と自律神経といわれており、運動神経の障害は起こりにくいとされています。消化管の蠕動運動は自律神経の調節を受けていることから、糖尿病性末梢神経障害、なかでも**自律神経障害が進行している場合には便秘、下痢、あるいは交替性便通障害などが起こりやすくなる**といわれています。糖尿病性末梢神経障害は、足底もしくは足先のしびれ・感覚障害、アキレス腱反射の低下、下腿内果振動覚の低下などが重なったときに障害ありと診断されます。自律神経機能については、起立性低血圧の存在、心電図R-R間隔の呼吸性変動の消失などから診断されることが多くなります。

神経因性膀胱を合併することも珍しくなく、感覚障害を伴うことから、尿意、便意を伴わない膀胱充満は特徴的な臨床症状といえます。正確な頻度を把握することは困難ですが、**感覚障害の強い患者さんでは無自覚に尿失禁や便失禁をきたしていることもあり**、進行した糖尿病性末梢神経障害の特徴的症状と考えられます。また、同様に胃運動機能も障害されることがあり、糖尿病性 gastroparesis（胃不全麻痺）として知られています。

3）糖尿病性末梢神経障害の治療

糖尿病性末梢神経障害は糖尿病に伴う合併症ですので、対策の第一は血糖値のコントロールとなります。神経障害に限らず、糖尿病に特有とされている細小血管合併症の発症頻度はHbA1cが正常に近いほど起こりにくくなることが示されています。ただし、神経障害は糖尿病性細小血管障害のなかでは最も発症時期が早く、発症頻度が高く、報告によっては境界型糖尿病の段階からも発症するといわれており、早期からの診断が重要です。

神経障害に対する治療としては、アルドース還元酵素阻害薬（ARI）であるエパルレスタットに感覚障害の改善効果が示されています[3)]。ARIの作用機序から自律神経障害にも効果が期待され、症例報告では有効例も示されていますが、十分なエビデンスは示されていません[4)]。ビタミンB_{12}にも神経機能改善効果が期待されており、末梢性神経障害に保険適用となっていますが、臨床的な自律神経症状への有用性は不明となっています。そのほかに糖尿病性末梢神経障害に使用される薬剤として、メキシレチン、三環系抗うつ薬、一部のセロトニン再取り込み阻害薬などがありますが、どれも疼痛に対する治療が主な目的であり、消化管運動機能への影響は不明です。

4）糖尿病患者における便秘症治療

境界型を含む糖尿病では、食事療法を指導されることが一般的です。この食事療法では摂取エネルギーを設定し、それを越えないように栄養指導を行います。栄養指導は栄養学的に適切と考えられる食事について指導をするのが主な目的ですが、過食が習慣化している患者さんでは現行の食事を極端に制限することが求められるケースもあり、そのことがきっかけとなって便秘をきたすこともしばしば観察されます。また、前述のように末梢神経障害を合併症として発症することで便秘症をきたすことがあります。糖尿病に特化した便秘症治療はガイドラインとして存在せず、一般的な便秘症治療と同様となりますが、『慢性便秘症診療ガイドライン2017』（以下、ガイドライン）で推奨されている、**食物繊維の摂取、運動、規則的な生活リズムなどは糖尿病治療としても有用であり**、推奨される治療手段といえます。また、腎症を合併している場合には、酸化マグネシウムの使用によって高マグネシウム血症をきたすことがあるので注意が必要です。

5）糖尿病治療薬と消化管機能

現在、臨床で使用可能な糖尿病治療薬は経口薬7種類、注射薬2種類があり、患者さんの病態に応じて薬剤を使い分けることが『糖尿病治療ガイド』では推奨されています。いくつかの糖尿病治療薬は消化器系への副作用が報告されています。

欧米で第一選択薬とされてきたビグアナイド薬のメトホルミンには消化管での糖吸収を抑制する作用がありますが、比較的頻度の高い副作用として悪心、嘔吐、下痢などが知られています。消化管での二糖類の分解を抑制することで食後の血糖上昇を抑えるαグルコシダーゼ阻害薬は、消化管内のガスを増やすことがほぼ必発であり、膨満感、便秘、下痢などの副作用が報告されています。このため腹部手術後で癒着が推測される患者さんでは、ガス貯留による腸管内圧の上昇から通過障害をきたす可能性があり、注意を要します。消化管ホルモンであるglucagon like polypeptide（GLP）-1はインスリン分泌を促進する作用があり、アナログ製剤が糖尿病治療薬として上市されていますが、GLP-1には胃内容排出遅延作用もあり、gastroparesisをきたしている患者さんでは不向きと考えられます。この薬剤にも頻度の高い副作用として便秘、悪心、嘔気が記載されています。同様にGLP-1作用を高めるDPP-4阻害薬にも便秘、悪心が頻度の高い副作用にあげられています。症例報告レベルとなりますが、これらの薬剤使用中の患者さんで、イレウスや腸管気腫症などの報告も上がっており、患者さんが症状を訴えたときには薬剤性の可能性を考慮する必要があります。

2. 甲状腺機能低下症と便秘症

1）甲状腺ホルモンの作用

甲状腺は頚部正中、甲状軟骨の前面に存在する15g程度の臓器であり、甲状腺ホルモンとカルシトニンを産生しています。甲状腺ホルモンはヨードを含むホルモンであり、血中にはサイロキシン（T_4）、トリヨードサイロニン（T_3）の二種類の形で存在します。T_4、T_3をあわせて甲状腺ホルモンと呼びますが、甲状腺ホルモンは生体の発達、発育および恒常性の維持に必須のホルモンです。胎生期における甲状腺ホルモンの作用の説明は割愛しますが、成人期においては生体の代謝調節に関与します。甲状腺ホルモンの作用が亢進すると代謝は亢進し、体温上昇、血圧上昇、脈拍上昇などが起こり、動悸、発汗、体重減少、下痢などが起こりやすくなります。精神面にも作用し感情の起伏が大きくなり、より活発に、より積極的になりやすくなります。反対に**甲状腺ホルモンの作用が低下すると代謝は低下し、体温低下、血圧低下、脈拍低下が起こり、寒がりになり、体重増加、浮腫、便秘などが起こりやすくなります**。精神的にも低下し、やる気が起こらない、うつ状態などになりやすくなります。

2）甲状腺機能低下症をきたす疾患

甲状腺機能低下症に至る原因は複数存在しますが（表1）、頻度としては橋本病が最も多くみられます。橋本病は自己免疫反応によって甲状腺に慢性炎症をきたす疾患であり、男性に比べて女性に多い疾患です。抗甲状腺ペルオキシダーゼ（TPO）抗体もしくは抗甲状腺サイログロブリン（Tg）抗体陽性の場合に橋本病と診断しますが、橋本病と診断されたものの90%は甲状腺機能が正常といわれています。報告によって異なりますが、わが国で実施された実態調査の結果では、TPO抗体、Tg抗体陽性者の頻度は0.4〜12%となっており、**橋本病はコモンディジーズと認識する必要がある病態です**[5)]。甲状腺機能（TSH、FT_3、FT_4）が正常の場

表1 **甲状腺機能低下症の分類と主な原因疾患**

1. 甲状腺ホルモンの合成・分泌が低下するもの
  1）原発性甲状腺機能低下症
    a. 後天性甲状腺機能低下症
      ①慢性甲状腺炎（橋本病）（萎縮性甲状腺炎、特発性粘液水腫、自己免疫性甲状腺疾患を含む）
      ②甲状腺の手術・放射線照射後、Basedow 病の放射性ヨウ素治療後
      ③浸潤性病変（悪性リンパ腫、アミロイドーシス、ヘモクロマトーシス等）
      ④ヨウ素過剰（食品または薬剤性）、薬剤の服用（抗甲状腺薬、リチウム、アミオダロン等）
      ⑤破壊性甲状腺中毒症の回復期（一過性）
    b. 先天性甲状腺機能低下症
      ①異所性甲状腺腫、甲状腺低形成・無形成
      ②甲状腺ホルモンの合成障害
      ③胎盤からの移行物質によるもの（甲状腺刺激阻害抗体〈TSBAb〉、抗甲状腺薬など）
      ④ TSH 不応症（TSHR 異常）
  2）中枢性甲状腺機能低下症
    a. 下垂体性
      ①下垂体腫瘍
      ② Sheehan 症候群
      ③下垂体の手術・照射後、サルコイドーシス、ヒスチオサイトーシス等
      ④リンパ球性下垂体炎
      ⑤ TSH 単独欠損症
      ⑥ TSH、プロラクチン、GH 複合型下垂体機能低下症
      ⑦汎下垂体機能低下症
    b. 視床下部性
      ①脳腫瘍、脳の手術・照射後、外傷
      ②サルコイドーシス、ヒスチオサイトーシス等
2. 甲状腺ホルモンの作用機序に異常があるもの
  1）甲状腺ホルモン受容体（TR）への甲状腺ホルモン作用異常（甲状腺ホルモン不応症〈RTH〉）
    a. TR β異常（RTH β）
    b. 非 TR β異常
  2）甲状腺ホルモンの代謝異常（SBP2 異常）
  3）甲状腺ホルモン輸送異常（MCT8 異常）
  4）消費性甲状腺機能低下症（3 型脱ヨウ素酵素〈D3〉の過剰発現）

（内分泌代謝科専門医研修ガイドブック．診断と治療社，東京，2018，pp290-292 より引用）

合は治療を必要としませんが、機能低下症になっている場合はホルモン補充療法を必要とします。現在では主にレボチロキシンが使用され、TSH がおよそ 1.0～5.0 μIU/L となるように補充量を調節します。レボチロキシンは合成甲状腺ホルモン剤ですが、生体内の T4 とほぼ同じ構造であり、小児や妊婦にも使用できる製剤です[6)]。

甲状腺機能低下症はさまざまな症状を呈しますが、便秘症も高頻度に認められます。治療の原則は甲状腺機能の正常化であり、前述のようにTSHの値を目安に評価します。機能が正常化したうえで、さらに便秘症をきたす場合には、『慢性便秘症診療ガイドライン2017』にしたがった生活指導、薬物療法を実施します。

おわりに

糖尿病、甲状腺機能低下症と便秘症との関連について概説しました。いずれの病態も高頻度で便秘症を併発しますが、治療の原則は原疾患のコントロールを適切に行うことであり、そのうえで便秘症が残存する場合には、ガイドラインに沿った生活指導、薬物療法を実施することが求められます。

◆用語解説

HbA1c（ヘモグロビンエーワンシー）：約1～2ヵ月間の血糖値の平均的な状態を表す検査指標。

ピットフォール

- **甲状腺機能検査は一般的な健診では測定されないため、異常を疑ったら積極的に検査をする。CPKやコレステロール値の異常がヒントになることもある。**

参考文献

1）日本糖尿病学会：糖尿病治療の手びき（改訂第57版）．南江堂，東京，2017，pp19-30
2）日本糖尿病学会：糖尿病診療ガイドライン2019．南江堂，東京，2019，pp21-30
3）中嶋寿樹，ほか：糖尿病，2005；48：601-606
4）Nakamura T, et al: Intern Med, 1997; 36: 479-483
5）内分泌代謝科専門医研修ガイドブック編集委員会：内分泌代謝科専門医研修ガイドブック．診断と治療社，東京，2018，pp293-296
6）内分泌代謝科専門医研修ガイドブック編集委員会：内分泌代謝科専門医研修ガイドブック．診断と治療社，東京，2018，pp290-292

7 難治性便秘症への治療の工夫

黒水 丈次、松島 誠、松村 奈緒美
松島病院大腸肛門病センター

ポイント

① 排便は時間で規則的に出すのではなく、規則的に便意を感じて出すべきで、便意を感知することを念頭において治療を行う。
② 薬剤の選択は、便秘症が便性状の問題か、便意や排便回数の問題か、両方のバラツキが大きいのかを考慮する。
③ 高齢者の水分摂取では、「飲んでいるつもり」ではなく量を必ず測定するよう指導する。
④ 排便は気張れば出るとほぼ全員が思っているので、力で出すのではないことを説明する。
⑤ 強くいきむ排便は血圧を上昇させたり脳血管に負荷を掛けることを説明し、排便方法についての既成概念を変えるよう指導する。

はじめに

わが国では、2017年10月に初めて『慢性便秘症診療ガイドライン2017』[1]が刊行されました。そのなかで便秘を「本来体外に排出すべき糞（ふん）便を、十分量かつ快適に排出できない状態」と定義され、便秘症とは、便秘により症状が現れ、検査や治療を必要とする場合とされています。さらに「難治性便秘症」とは便秘が治りにくい、治療が難しい便秘ということになります。

疾患を治療するときは、その疾患の病態を把握する必要がありますが、便秘症の治療においても同じです。難治性便秘症治療は便秘の病態を把握し、最適の治療方法を見出し選択することにつきます。病態を把握するためにはいくつかの必須項目があり、それを理解しなければなりません。また、状態に応じて専門的な検査も必要となります。

1. 慢性便秘症の診断

国際標準に基づいた慢性便秘の分類において、患者さんの訴えが分類のどれに該当するか判別する必要があります。まず基本的に鑑別が重要なのは、器質的な狭窄性か否かです。そのためには大腸内視鏡検査は必須で、その結果、器質性で狭窄性の疾患（代表例として大腸がんやクローン病など）が鑑別できます。

次に問診が重要で、便意の有無、排便回数、排便時のいきみや努責の程度、排便に要する時間、便性状、腹部症状（腹痛、腹部膨満感、腹鳴など）の有無を聴取します。その結果、排便回数減少型と排便困難型が鑑別できます。

排便回数減少型は、巨大結腸症や慢性偽性腸閉塞症など特殊な疾患を除くと、慢性便秘症のなかで多数を占め、症候性、薬剤性、特発性、習慣性便秘をはじめ、経口摂取量不足や脱水傾向により発症します。これらは生活習慣の改善や薬物療法の工夫で治療に難渋することは少ないといえます。一般的な治療を行って改善が得られないときは、さらなる精査をする必要があり、状況によっては専門医へ紹介することを念頭において診療しなければなりません。

排便困難型にはいろいろな病態があり、従来のやり方で刺激性下剤を安易に使用することは問題です。便意を感じていて排便しようとしても便が排出できない、便意を感じていないのに排便をしないと気分が落ち着かないため、決まりごととしてトイレに行き排便しようとしても容易に出ない、便は少し出るが後が続かず残便感がある、肛門の周囲が膨らむような気がして指で押さえて出そうとする、出そうな気がするけど便が降りてこない、などといったさまざまな症状や訴えを耳にします。これらの訴えからいろいろな病態が推察でき、難治性便秘症の多くは排便困難型に認められます。

そこで外来診察においては問診の次に容易にできる検査をしなければなりません。第一にお腹の聴診、触診、視診です。聴診で腸管の動きの有無を調べ、触診で便塊や攣縮した腸管を触知しないか、そして視診で腹部は膨隆していないかなどを診察します。宿便を認めるときは、腸管は動いていても腸管が蠕動運動ではなく分節運動をしていることが多いため、腹痛がなくても過敏性腸症候群に準じた治療が有効です。宿便は単に便が硬いためにできるのではありません。便塊や腸管を触知したときは便が硬いか腸管が攣縮を起こしていると考えて治療すべきです。腹部が膨隆しているときは打診を行い、ガスの貯留か否かを確認し、状況によっては腹部X線検査やCT検査を考慮すべきでしょう。

続いて仰臥位から側臥位にして膝を胸につけるように屈曲させ、直腸肛門指診を行います。一般の内科の診察室ではプライバシーの観点から施行しにくい検査かも知れませんが、大変有用な検査ですので考慮すべきです。直腸肛門指診については文献[2)]を参照していただき、優しく痛くないように行ってください。背側より示指を静かに優しく根元まで挿入します。まず指が届く範囲内に器質性病変がないかを調べ、女性では指の内側を前方に位置し直腸前壁を押してみて直腸瘤の有無を調べます。直腸瘤の大きさを評価するには経験が必要であり、正確には排便造影検査が必要となりますので、直腸瘤があるか否かだけの確認でよいでしょう。次に大事なのは指の内側を背側に戻して直腸肛門角を触知し、肛門を締めるよう指示します。そのとき、外肛門括約筋と恥骨直腸筋の収縮により、示指の根元が締め付けられ直腸肛門角が前方に引かれるのを感知します。ここで力を抜くように指示し、続けて排便動作をするように勧めます。正常例では直腸が押されながら肛門管が緩むのを感じますが、骨盤底筋協調運動障害による排便困難型では、肛門を締めるように指示したときと同様の動きを触知します。すなわち奇異性収縮を起こします。人は全身に力を入れるとき、つまり力んだり気張ったりすると肛門は締まるように反応します。もし肛門が締まらなかったら、たとえば重量上げのときやラグビーでスクラムを組んだときなど、力を入れたとたんに大変なことになるのは想像できます。排便が正常な人は、便意を催してトイレへ行き便座に座るとそれだけでも便の排出が始まり、そうでなくても軽くいきむだけで十分です。**いきむとは腹圧を掛けることで、力んだり気張ることではありません。便は力で出すものではなく、直腸肛門反射と直腸の収縮により出るものなのです。**

そのほか、排便困難型には器質性便排出障害による便秘が存在することを知っておく必要があります。直腸瘤、直腸重積、小腸瘤、S状結腸瘤などで、排便造影検査や専門的検査が必要ですので、疑いがあるときは専門医へ紹介してください。

2. 難治性便秘症の治療

難治性便秘症の治療は排便のメカニズムを考慮し、順序を決めて進める必要があります。**いかなる便秘でも一番基本となる治療は生活指導であり、便が作られ直腸まで動いてこなければ排便はできません。食物繊維をしっかり摂り（1日18〜20 g）、1日に1,500 mL以上の水分（カフェインを含むものは避ける）を少量ずつ摂取し、よく歩くことです。**

内服薬としては腸の蠕動運動を促進させるイトプリド、モサプリド、トリメブチンマレイン酸、パントテン酸、大建中湯や、硬便のときは酸化マグネシウム、ルビプロストン、リナクロチド、さらに便意が弱い時はエロビキシバット、ポリエチレングリコールなどを使用します。高齢者では経過をみながら刺激性下剤の間歇的使用も有効です。また便意がなかったり弱かったりする場合は、便を硬くしないように工夫して、便意を感じるまでできるだけトイレへ行くのを我慢させることも必要です。

毎日排便がないとその日一日気分が悪いなどと強迫神経症を併発し、浣腸を頻回に使用したり、温水洗浄便座で肛門を刺激したりして排便を促す例もよくあります。このような場合は弱い向精神薬の併用と、刺激性下剤や炭酸水素ナトリウム坐剤の適宜使用も考慮すべきです。また、**便秘の治療は長期間かけて、試行錯誤しながら進めることを説明しておくことも必要です。**

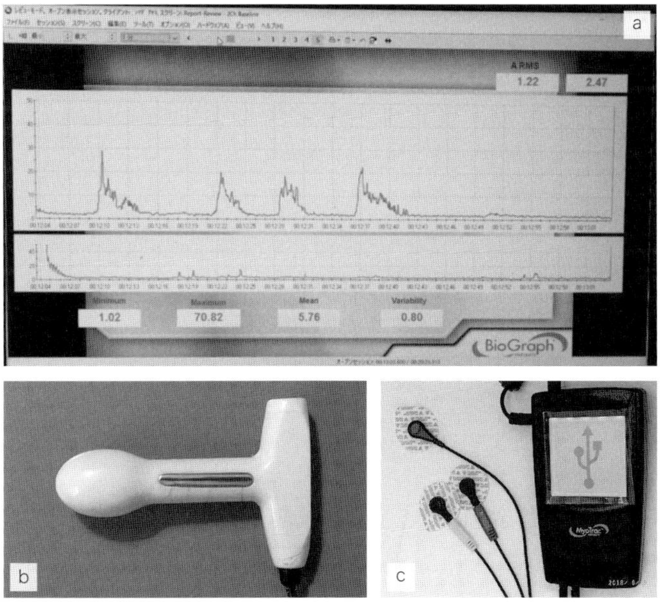

図1　バイオフィードバック療法用システム（a：バイオフィードバックの画面、b：肛門用プローベ、c：筋電計）

3. 便排出障害の治療

便排出障害の診断がつきましたら、その治療法を検討します[3]。直腸肛門指診で奇異性収縮を認め、大腸内視鏡検査で異常を認めないときは、可能であれば排便造影をすべきでしょう。それにより器質性便排出障害は診断がつき除外できますので、症状に応じて薬物療法か手術療法を選択します。直腸重積の進行例（Oxford rectal prolapse grade：Grade Ⅲ、Ⅳ）[4]では肛門管最大静止圧が低下し、便漏れを認める例も珍しくありませんので手術療法を考慮すべきです。**直腸瘤では大きさのほか、奇異性収縮を合併している例も多いことから、手術を第一選択にせず薬物療法と排便訓練による治療を選択すべきです。**器質性が否定され機能性便排出障害と診断されたとき、骨盤底筋協調運動障害や努責力低下に対してはバイオフィードバック療法[5]が選択されます（図1）。

【患者例】

83歳、男性。排便困難を主訴とし来院。大建中湯7.5g、ポリエチレングリコール製剤2包を服用中。便意がはっきりせず腹部膨満感でトイレへ行き、硬便で排便。大腸内視鏡検査で異常なく、便失禁も認めず。直腸肛門指診で奇異性収縮を認めた。排便造影検査でいきみ時、恥骨直腸筋が緊張し、肛門管が十分開かず。

【治療】

バイオフィードバック療法を開始。1回目（図2-b）は腹筋の電位が軽度上昇したとき（いきみ時）、外肛門括約筋の電位が跳ね上がり肛門が収縮している。排便訓練施行後（図2-c）はいきみ時に外肛門括約筋の電位は軽度上昇する程度に改善した。

【処方】

トリメブチン、100mg3錠/日、分3、朝昼夕食後
ポリカルボフィルカルシウム細粒、1.2g/日、分2、朝昼夕食後
大建中湯、7.5g/日、分3、朝昼夕食後
ルビプロストン、24μg1カプセル/日、分1、朝食後
ポリエチレングリコール製剤、2包/日、分1、夕食後

【処方意図】

便性状を軟化させるとともに、便意を出すために便の量を増す目的でルビプロストンとポリエチレングリコール製剤、ポリカルボフィルカルシウムを処方。トリメブチンと大建中湯は大腸の動きをよくする目的で処方。

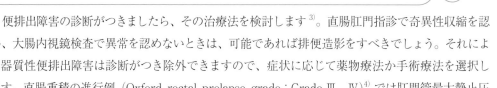

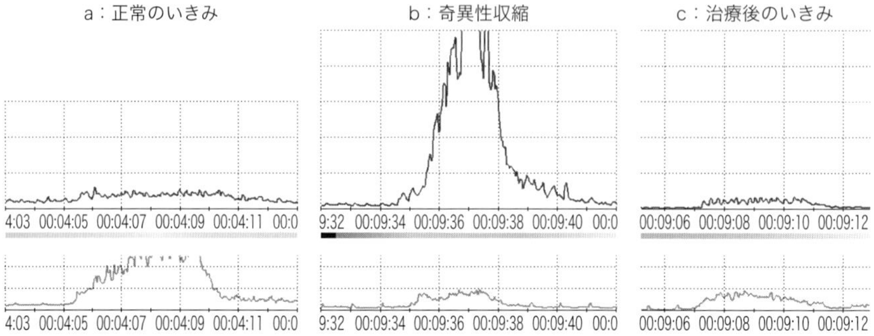

図2　**腹部（下段）と肛門（上段）の筋電図**

この治療はわが国では保険適用になっていませんが、治療としての有用性は十分あります。また腹圧のかけ方（いきみ方）や排便訓練を指導し、バルーンを使った排出訓練を行うことも有効です。便排出障害においても、便が直腸まで到達し便意を感じることが排便の前提条件ですので、生活指導と薬物療法で調節するのは原則です。

◆用語解説

バイオフィードバック：自発的に制御できない生理活動を工学的に測定して知覚可能な情報として生体に伝達し、それを手がかりとして学習・訓練を繰り返して自己制御を達成する技法。本稿では筋電図による出力を画像（視覚）あるいは聴覚で自覚させ、意識的に制御する技法である。

ピットフォール

- 便意が頻回で実際に便が出る回数にギャップがある場合は、IBS を考慮し治療する。
- 排便時に大豆大の便が出たり、排便にムラがあるときは、大腸憩室を考え便性状の調節をする。
- 排便時に力みが強く、排便時間に長時間を要し、軟便でも出しにくい症例は専門医へ紹介する。

参考文献

1）日本消化器病学会関連研究会慢性便秘の診断・治療研究会：慢性便秘症診療ガイドライン 2017，南江堂，東京，p2-5，2017
2）黒水丈次，ほか：Pharma Medica，2017；35：49-52
3）Andromanakos N, et al: J Gastroenterol Hepatol, 2006; 21: 638-646
4）Lindsey I, et al: Pelvic Floor Disorders for the Colorectal Surgeon, first ed. Oxford university Press, Oxford. 2010
5）Ellis CN: Clin Colon Rectal Surg, 2005; 18: 85-95

8 精神科疾患と便秘治療

田中 和秋、坂元 伸吾
西ヶ原病院（東京都北区）

ポイント

① 意外と訴えを聴いていない：患者さんの生活習慣・背景の理解に努め、情報共有する。
② 意外と知らない：患者さん自身による体調管理を、機会あるごとに本人に促す。
③ 意外と診ていない：業務が多忙であっても、野心的に症状把握に努める。

はじめに

精神科関連の患者さんを得意とする臨床医は多数ではないでしょう。本稿は、実臨床の場で、精神科病棟・外来から、紹介をする・受ける、ないしは助言を求められる読者を想定し、情報共有を試みます。

近年の患者さんの治療方針として、可能な限りの社会復帰、そのための自立した生活水準の維持を目的に、精神科疾患群の内服治療にあたっては、**減薬・単剤化に向けて、①非定型抗精神病薬の持効性注射剤、貼付剤の開発を含んだ多様化、②大量内服による死亡の危険を避ける努力、③依存性を懸念してベンゾジアゼピン系薬剤の処方を避ける努力、また、④原則、入院期間の短縮があげられてきました**。

一方で、残念ながら難治症例は依然存在し、治療が長期化し、かつ多剤大量内服せざるを得ない、心身ともに持久力を試されるような、医師を含めた治療者側にしても簡単ではない状況は続いています。治療が長期化するに伴い、当初は認めなかった医学的課題（表1）も顕在化していきます。

精神科治療は「根拠に基づいた医療（EBM）」もさることながら、元々の社会の価値観、行政の指針、法的側面、医師・メディカルスタッフを含めた個々人の経験・技量などによる影響を受

表1 精神科疾患の長期化に伴う医学的課題

便秘、イレウス、摂食不良、体重増加：消化器
齲歯：口腔器
嚥下機能低下：耳鼻科領域
緑内障、白内障：眼科
糖尿病・脂質異常症：代謝異常
高血圧症、虚血性心疾患、静脈血栓症：循環器
筋力低下、骨折：運動器
肺炎：呼吸器
腫瘍性病変、認知機能の低下

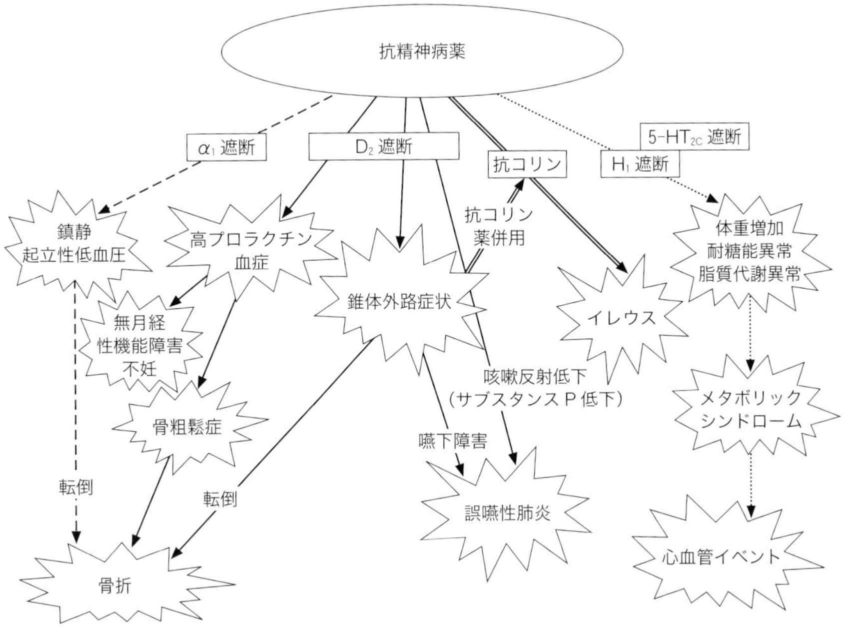

（渡邊衡一郎，ほか：臨床精神薬理，2008；11：29-41）

図１　抗精神病薬の受容体特性と主な身体合併症

表２　抗うつ薬の副作用プロファイルの概要

		抗コリン作用	胃腸症状	過鎮静	不眠・焦躁	性機能障害	起立性低血圧	体重増加	過量での致死性	CYP阻害作用	Pgp阻害作用
SSRI	フルボキサミン	＋	＋＋＋		＋	＋			低	強（1A2、2C19）	弱
	パロキセチン	＋	＋＋	−	＋＋	＋＋	−	＋	低	強（2D6）	強
	セルトラリン	−	＋＋	−	＋＋	＋＋	−	−	低	中（2D6）	強
	エスシタロプラム	−	＋＋	−	＋＋	＋＋	−	−	低	弱	弱
SNRI	ミルナシプラン	−	＋＋	−	＋＋	＋＋	−	−	低	弱	不詳
	デュロキセチン	−	＋＋	−	＋＋	＋	−	−	低	中（2D6）	弱
NaSSA	ミルタザピン	−	−	＋＋	−	−	＋	＋＋	低	弱	弱
$5\text{-}HT_{2A}$ 遮断薬	トラゾドン	−	＋	＋＋	−	＋＋	＋	＋	低	弱	不詳
四環系抗うつ薬	ミアンセリン	＋	−	＋＋	−	−	＋	＋	低	弱	不詳
	マプロチリン	＋＋	−	＋＋	−	＋	＋＋	＋＋	高	不詳	不詳
三環系抗うつ薬	アミトリプチリン	＋＋＋	−	＋＋＋	−	＋	＋＋＋	＋＋＋	高	不詳	不詳
	イミプラミン	＋＋	−	＋	＋＋	＋	＋＋	＋＋	高	強（2C19）	不詳
	クロミプラミン	＋＋＋	＋	＋	＋	＋＋	＋＋	＋＋	中	強（2C19）	不詳
	ノルトリプチリン	＋	−	＋	＋	＋	＋	＋	高	強（2C19）	不詳
	アモキサピン	＋＋＋	−	＋	＋＋	＋	＋	＋	高	不詳	不詳

（小山　司，ほか：ミルタザピンのすべて．先端医学社，東京，2012，pp54-59）

け、**本人との意思疎通が難しいこともあり、「不穏には鎮静を」と鎮静に重点を置く治療を行う場合には、向精神薬を用いた治療が中心になります。**向精神薬を含む薬剤には多彩な副作用があり、そのなかには腸管の蠕動運動を阻害する作用も知られていますが（図1[1]、表2[2]）、これは肺炎や骨折など緊急性が高い症状の陰に隠れて、本人の苦痛の割には留意されにくい症状です。

1. 意外と訴えを聴いていない

実臨床の場でも、精神症状（精神運動興奮、幻覚妄想）の消長が治療の主座となりがちで、治療者側も、患者さんの消化器系などの訴えに留意する時間が十分に取れない場合があります。

症状出現は想定できても、いつ起こるかは予測不能です。内服薬による痛み閾値の上昇、ひいては愁訴の遅れもイレウスの鑑別診断上考慮が必要でしょう。

普段、**患者さんと意思疎通がとれるときの日常生活の様子を、可能な限りメディカルスタッフ含めて情報を共有することが肝要です。**

2. 意外と知らない

便秘症状については、患者さん側も「薬が増えるのは嫌だ」、「それは医師に言う内容ではない」などと遠慮して、自己解決をしようと多くは市販の便秘薬を常用しています。あるいは、便秘であることすら自覚に至らず、家族が本人の排泄を援助している場合もあります。

機会・時間の許す限り、患者さん本人、そして**家族の日常生活の様子を傾聴することが肝要です。**患者さん本人のみならず、家族の受け止め方、意向への把握・理解を試みながら、治療を進めることは、治療目標到達へのよい道筋です。

3. 意外と診ていない

これは簡単ではないですが、精神科関連の患者さんや治療に対して、社会はもとより、**一般医療機関に無意識のうちの敬遠意識（スティグマ）が依然として存在する**ため、当事者が精神科受診に至ること自体、単純とは限りません。

また、精神科医も消化器症状はじめ、身体症状の治療には消極的な姿勢になりがちで、「それは消化器内科に行ってください」と、思わず知らず、敬遠してしまう現状もあります。限られた時間、資源、経験のなかで、さまざまな眼前の課題に対して、迅速・的確に対応し、患者さん本人に実効を体験いただくことで、医師—患者さん・その家族の信頼関係が成立していきます。

おわりに

ありきたりなことをいいますが、患者さんが「言おうか言うまいか」と思っていることを吐露していただき、臨床医としての見解を提案できること、多忙ですが可能な限り傾聴に努めることが肝要に思われます。本稿が読者の一助になることを願います。

【抗精神病薬の長期内服に関連する便秘を呈した統合失調症を持つ患者例】

67歳、男性。統合失調症。17歳の頃（50年前）よりもともとおとなしかった本人が、饒舌・寡黙を繰り返すようになり当院初診、初診時は「幾分無気力」との記載がある。この時点での明確な診断は今も当時も難しく、年齢を考慮すれば内服処方には勇気が必要である。「僕は偉いのだ」、「向こうの山に偉い人が出現する」といった、誇大性を思わせる幻覚妄想出現し、抗精神病薬の内服にて外来通院、入院を繰り返している。

【処方例】

オランザピン、10 mg 2錠 / 日、分1、眠前
クエチアピン、100 mg 7錠 / 日、分1、眠前
ビペリデン、1 mg 2錠 / 日、分2、朝眠前
プロメタジン塩酸塩、25 mg 1錠 / 日、分1、眠前
エスゾピクロン、3 mg 1錠 / 日、分1、眠前
エドキサバントシル酸塩水和物、60 mg 1錠 / 日、夕
ファモチジン、20 mg 1錠 / 日、眠前
酸化マグネシウム、1.5 g/ 日、分3、朝夕眠前
センノシド、12 mg 2錠 / 日、分1、眠前
麻子仁丸、3包 / 日、分3、朝夕眠前
エロビキシバット、5 mg 3錠 / 日、分1、朝食前
マクロゴール4000、4～6包 / 日、分2、朝夕

外来では本人の「誇大性」、「自閉」、「意欲低下」の消長が目立ち、この方の場合は糖尿病がなかったため、薬剤は比較的自由に選択可能で、気分安定と脳の機能温存を考慮し、病状に応じて抗精神病薬用量を増減させ経過観察していた。

また、日常動作の動きのぎこちなさに対して、家族からの患者さん本人の不眠への懸念に対しての眠剤、さらに62歳時に起きた深部静脈血栓症に対してエドキサバントシル酸塩水和物を処方されていた。腎機能は保たれている。病棟内でもメディカルスタッフの連絡で知ることになりがちだが、便秘が強く、外来時も訪問看護では便通が課題となっており、酸化マグネシウム、センノシドの対応では困難になりつつあった。リナクロチドでは薬効十分に至らず、ルビプロストンにて嘔気認め、「乾燥がちの肌」、「気力低下」をヒントに麻子仁丸を処方、ついでエロビキシバット5 mgを3錠まで漸増、かつマクロゴール4000を2包から始め、4～6包にて外来受診につなげている。

あとから、患者さんの父母より、便秘の際は排便介助されており、これが大きい負担となっていたこと、その問題が解決したお話をいただいた。

参考文献

1）渡邊衡一郎，ほか：臨床精神薬理，2008：11：29-41
2）澤田法英，ほか：臨床精神薬理，2012：15：1777-1784
・日本精神保健福祉士協会『医療・福祉・行政関係者が共有して活用できる長期入院精神障害者の地域移行推進ガイドライン』http://www.japsw.or.jp/ugoki/hokokusyo/20170331-1/guideline.pdf（2020年7月6日アクセス）
・松本俊彦『よくわかるSMARPP―あなたにもできる薬物依存者支援』金剛出版、2016
・厚生労働科学研究班および日本睡眠学会ワーキンググループ編：気分障害のガイドライン作成委員会（2013年6月25日初版）

9 産科領域における便秘への対応

津田 弘之
名古屋第一赤十字病院産婦人科

ポイント

① 妊婦の便秘に対して酸化マグネシウムは有効である。
② 酸化マグネシウム内服２日後より有意な効果が得られ、以降その効果が持続する。
③ 酸化マグネシウムは、とくに妊娠中・後期に有意な効果を発揮する。
④ 妊娠中の酸化マグネシウムの服用では血中マグネシウム濃度への影響は認めない。

1. 妊娠中の便秘について

妊娠中は黄体ホルモンの影響や子宮の増大に伴う腸管への物理的圧迫などが相まって便秘になりやすく、**妊娠中の便秘症は約半数に認める**といわれています[1-3]。妊娠中の便秘に対しては生活習慣や食事指導、軽い運動の励行などが行われますが、これらの方法では改善を認めないことが多く、その場合一般に薬物治療が選択されます[4,5]。2015年のコクランレビュー[6]では、妊婦の便秘症に対し膨張性下剤よりも刺激性下剤のほうがより効果的であるものの、下痢や腹痛が増加したため妊婦自身の満足度は変化がなかったこと、また食物繊維の摂取が有用であるとするわずかなエビデンスがあることなどが示されていますが、それ以外のエビデンスはかなり限られています。

日常臨床において、便秘に対する薬物療法としては酸化マグネシウムが選択されることが多いです。**酸化マグネシウムは浸透圧性下剤の塩類下剤に分類される薬剤で、習慣性が少なく腸管粘膜刺激も少ないなどの特徴があります**。今回は便秘を訴える妊婦に対して、酸化マグネシウムの有効性、安全性について検討したので、その結果を紹介します[7]。

2. 酸化マグネシウムの安全性、有効性について

われわれは2010年２月から2012年８月の期間において、便秘を訴え、かつ研究に同意の得られた合併症のない妊婦34例（過去に腹部もしくは骨盤部の手術歴のない症例）を対象とし、酸化マグネシウム（330 mg/錠）6錠/日を28日間内服していただきました。ただし、症状に応じて錠数は適宜増減可能としました。

対象患者には、われわれが独自で作成した手帳を配布し、**28日間毎日constipation assessment scale（CAS）を記入**していただきました。CASは1989年にモルヒネの副作用による便秘患者のケアを目的として看護師により開発されたもの[8,9]で、自覚的な便秘症状を8

項目で測定する尺度です。8項目とは具体的に、お腹の張り・排ガス・便回数・直腸の充満感・肛門の痛み・便の量・便の硬さ・下痢を指し、スコアリングは「0：全く問題なし、1：いくらか問題あり、2：大いに問題あり」で自己評価します。したがって、スコアは0（全く問題なし）から16（ひどい便秘）まで存在することになります。この尺度は、回答に要する時間が1回あたり数分以内であり、有用かつ簡便な方法とされています。

また副作用評価の目的で、内服前と28日間内服した後に採血を行い、血中マグネシウム濃度を測定しました。

対象患者34例についての背景ですが、年齢が23～42歳で内服開始した妊娠週数は11～34週でした。さらに妊娠期で分類すると、妊娠前期（妊娠14週未満）が6例、妊娠中期（妊娠14～27週未満）が16例、妊娠後期（妊娠28週以降）が12例でした。

CASを用いた酸化マグネシウムの治療効果について、図1[7]のように**28日間の治療により、合計のCASスコアは有意な改善を認めました**（$p<0.001$）。また、この**CASスコアの改善は内服開始2日目にすでに認められ**（$p<0.001$）、以降その効果が維持されていることが確認されました。次に、CASの各項目について検討したところ（図2）[7]、おなかの張り（$p<0.05$）・便回数（$p<0.01$）・肛門の痛み（$p<0.05$）・便の量（$p<0.01$）・便の硬さ（$p<0.01$）の5項目において有意な改善がみられることがわかりました。それらの5項目について治療開始からの経過を調べたところ（図3）[7]、すべてのパラメーターにおいて内服開始2日目で有意な効果が認められることが示されました。また、各妊娠期でCASスコアを検討したところ（図4）[7]、**妊娠前期の症例には有意な効果を得られませんでしたが、妊娠中期、後期の症例には有意な効果を認める**ことがわかりました。

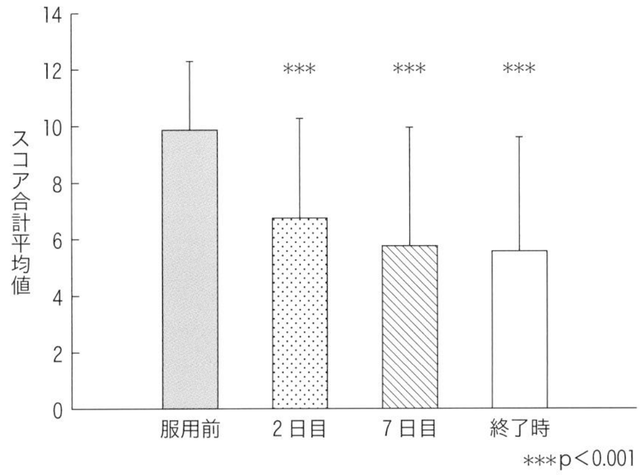

（津田弘之，ほか：日本周産期新生児学会，2015；51：960-964）

図1　**CASスコア合計の推移**

28日間の治療により、合計のCASスコアは有意な改善を認めた（$p<0.001$）。また、このCASスコアの改善は内服開始2日目にすでに認められ（$p<0.001$）、以降その効果が維持されていた。

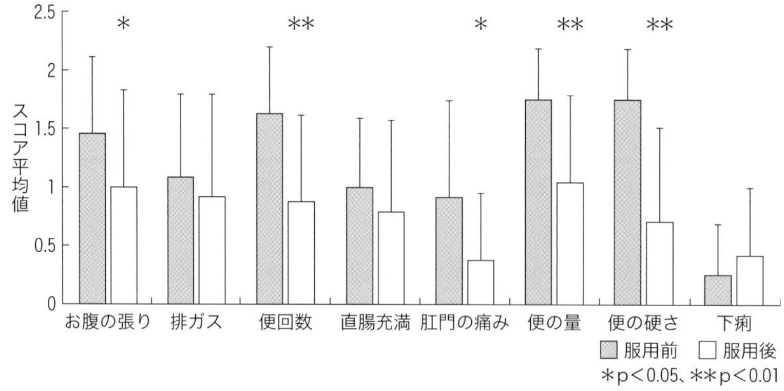

（津田弘之，ほか：日本周産期新生児学会，2015；51：960-964）

図２　**CAS 項目別スコア**

CAS 項目それぞれの検討では、お腹の張り（p＜0.05）・便回数（p＜0.01）・肛門の痛み（p＜0.05）・便の量（p＜0.01）・便の硬さ（p＜0.01）の５項目において有意な改善がみられた。

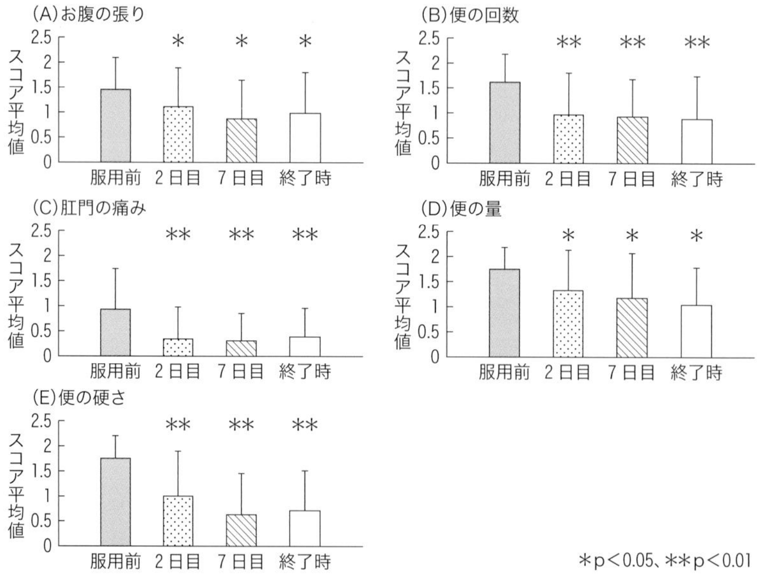

（津田弘之，ほか：日本周産期新生児学会，2015；51：960-964）

図３　**CAS 項目別スコアの推移**

有意な効果を認めたCAS 中の５項目すべてのパラメーターにおいて内服開始２日目で有意な効果が認められた。

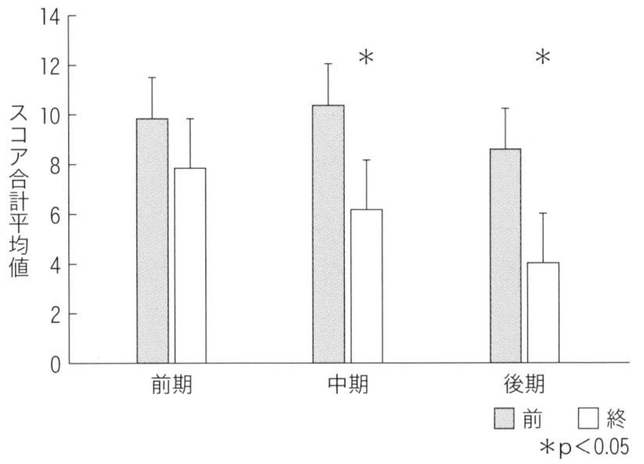

（津田弘之，ほか：日本周産期新生児学会，2015；51：960-964）

図 4　**妊娠周期別 CAS スコア合計**

妊娠前期の症例には有意な効果を得られなかったが、妊娠中期、後期の症例には有意な効果を認めた。

酸化マグネシウム内服による副作用として、高マグネシウム血症があげられますが、今回の結果では、**内服前、内服後の血中マグネシウム濃度はそれぞれ 1.85±0.03 mg/dL、1.90±0.03 mg/dL（当院の基準値は 1.9〜2.5 mg/dL）であり、有意な上昇は認めませんでした。**すべての症例で血中マグネシウム濃度は基準範囲内であり、また総服用量と血中マグネシウム濃度にも有意な相関を認めませんでした。

3. 今回の検討からわかること

今回の検討の結果、妊婦において酸化マグネシウムは有意に CAS スコアを改善し、便秘に対する有効性が示されました。また、CAS 項目のなかでも便回数・便の量・便の硬さにおいて大きな改善が認められましたが、これは酸化マグネシウムの作用機序である「腸管内で水分の再吸収に抑制的に働き、腸管内容物が膨張し、腸管に機械的な刺激を与えて排便を容易にする」という特徴を反映した結果であると考えられます。

内服期間中の CAS 値の経過を辿っていくと、内服開始後 2 日目から効果が認められるという結果で、このことは**実際に妊婦に便秘薬として処方する際に、2 日間内服すれば効果が実感できる**、ということを示しており、患者への有用な情報提供になると考えられます。

次に、各妊娠期で CAS スコアを検討したところ、妊娠前期の症例には有意な効果を得られませんでしたが、妊娠中期、後期の症例には有意な効果を認めました。妊娠初期では、つわりなどの影響もあり有意な効果が見込めない可能性が考えられる一方で、**妊娠中期以降の妊婦に対しては酸化マグネシウムが十分な治療効果を見込める**と判断できます。

酸化マグネシウムの主な副作用の 1 つとして血中マグネシウム値の上昇があげられます。高マグネシウム血症は、高度になると呼吸抑制、意識障害、不整脈などを惹起するとされ、注意が必要です。しかし、**酸化マグネシウムの内服でマグネシウムの血中濃度には大きな変化を認めませんでした**。成人に対する酸化マグネシウムの安全性試験[10]においても、血中マグネシウムの上昇は認められるが軽微であり、日常の診療では問題にならない程度であると結論付けられており、妊婦も同様に考えてよいと思われます。

今回の検討は、症例数が少ない点、CASという患者さんの自覚による評価のみである点、これらの対象患者さんの食習慣（食事内容や食生活）についての問診がない点などが問題点であり、今後のさらなる検討が必要です。

以上より、便秘を訴える妊婦に対する酸化マグネシウムの有効性・安全性が示され、さらに得られる効果の特徴が明らかとなったことにより、実際に患者さんへ処方する際によりよい情報提供を行うことができると思われます。

【患者例】
38歳、女性。妊娠28週の健診時に便秘の訴えあり。問診によると、便が3～4日に1回程度と回数が少なく、便の量が少なく、硬便であるということが明らかとなった。

【処方例】
酸化マグネシウム 、330 mg 6錠 / 日、分3、朝昼夕食後

【処方意図】
便秘のなかでも、便の回数・便の硬さ・便の量に問題がある症例であり、酸化マグネシウムの効果が期待できるケースである。また、妊娠後期であることも有効性が期待できる条件である。

ピットフォール

- **妊娠初期の便秘では、必ずしも酸化マグネシウムの効果が期待できない場合がある。**
- **酸化マグネシウム内服により軟便・下痢をきたすことがあり、その場合は内服量を自己調節する。**
- **自己調節する場合、内服をいきなり中断するのではなく、漸減するほうがうまくコントロールできる。**

参考文献

1）中山　毅，ほか：産婦人科漢方研究のあゆみ，2014；31：17-20
2）Bradley CS, et al: Obstet Gynecol, 2007; 110: 1351-1357
3）Wald A, et al: Gastroenterology, 1981; 80: 1497-1500
4）Tytgat GN, et al: Aliment Pharmacol Ther, 2003; 18: 291-301
5）Murakami K, et al: J Nutr Sci Vitaminol (Tokyo), 2007; 53: 30-36
6）Rungsiprakarn P, et al: Cochrane Database Syst Rev, 2015; 4: CD011448.
7）津田弘之，ほか：日本周産期新生児学会，2015；51：960-964
8）McMillan SC, et al: Cancer Nurs, 1989; 12: 183-188
9）深井喜代子，ほか：看護研究，1995；28：201-208
10）崎村恭也，ほか：薬理と治療，1998；26：1027-1053

10 女性の便秘への対応

松村 奈緒美
松島病院大腸肛門病センター女性専門外来

ポイント

1. 女性はすべての年代で男性より便秘の有訴者率が高い。
2. 女性に便秘が多い原因として、内分泌的影響、ライフイベントによる変化、食生活を含む生活習慣、そして形態学的な特徴などがあげられる。
3. 見かけ上の体重減少や体型へのこだわりのために、毎日便を出すことにこだわり安易に下剤を濫用している場合がある。
4. 排便困難をきたす女性特有の器質性疾患に直腸瘤がある。女性なら誰でも起こり得る状態であり、それを患者さんが理解することでよい診療が可能となる。
5. 大腸がんを見逃してはならない。

1. 女性に多い便秘症

平成28年度厚生労働省国民生活基礎調査によると、便秘の有訴者率は男性2.5％に対し女性は4.6％で、全年代で女性が男性よりも便秘の有訴者率は高いという結果でした（図1）。便秘の診療には、国際標準に基づいた慢性便秘の分類を用いると整理しやすくなります（表1）。

女性に便秘が多い原因として、内分泌的影響、ライフイベントによる変化、食生活を含む生活習慣、そして形態学的な特徴が考えられます。

一般に**排卵から月経までの黄体ホルモンが優位になる時期は腸管通過時間が長くなり、便中の水分が減少し硬便になりやすいと考えられています**。妊娠や出産、授乳などの際は内分泌的な変化以外に、脱水、運動や睡眠の不足、不規則な生活とストレスなどから排便異常を起こしやすい状態にあります。ほとんどは便が硬いことによる排便困難であり、安易に刺激性下剤を使わず、浸透圧性下剤やポリエチレングリコールにて対処します。

臨床的に便秘といえない状態でも、「便が毎日出ないと太る」、「お腹が膨らんでみえる」などの美容目的から、便を毎日出すことに固執している場合があります。安易に市販の刺激性下剤を乱用して依存することも多く、多量に下剤を内服しながらも、便意がない、便が少ない、お腹が張る、便秘であるなどと訴えて来院することは珍しくありません。ダイエットや摂食障害などで食事量が減少し、十分な便量を確保できないことで排便回数が減少している場合も多く、水分・食物繊維量の確保や生活指導が必要ですが、患者さん本人が納得し実行しなくてはならず、精神的な側面からのアプローチが必要であり治療に難渋します。

このほか、すぐにトイレに行けない環境（仕事など）や羞恥心から便意を押さえ込むことを

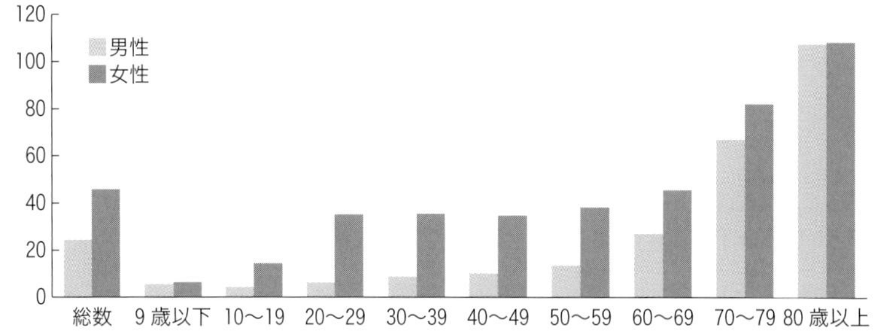

（平成28年度厚労省国民生活基礎調査より作成）

図1　便秘の有訴者率（人口千対）

表1　国際標準に基づいた慢性便秘の分類

<table>
<tr><th colspan="2">原因分類</th><th>症状による分類</th><th>分類・診断のための検査方法</th><th>専門的検査による病態分類</th><th>原因となる疾患・病態</th></tr>
<tr><td rowspan="3">器質性</td><td>狭窄性</td><td></td><td>大腸内視鏡検査、注腸造影検査など</td><td></td><td>大腸癌、クローン病、虚血性大腸炎など</td></tr>
<tr><td rowspan="2">非狭窄性</td><td>排便回数減少型</td><td>腹部単純X線検査、注腸造影検査など</td><td></td><td>巨大結腸症など</td></tr>
<tr><td>排便困難型</td><td>排便造影検査など</td><td>器質性便排出障害</td><td>直腸瘤、直腸重積、巨大直腸症、小腸瘤、S状結腸瘤など</td></tr>
<tr><td colspan="2" rowspan="4">機能性</td><td rowspan="2">排便回数減少型</td><td rowspan="2">大腸通過時間検査など</td><td>大腸通過遅延型</td><td>特発性
症候性：代謝・内分泌疾患、神経・筋疾患、膠原病、便秘型過敏性腸症候群など
薬剤性：向精神薬、抗コリン薬、オピオイド系薬など</td></tr>
<tr><td rowspan="2">大腸通過正常型</td><td>経口摂取不足（食物繊維摂取不足を含む）
大腸通過時間検査での偽陰性など</td></tr>
<tr><td rowspan="2">排便困難型</td><td>大腸通過時間検査、排便造影検査など</td><td>硬便による排便困難・残便感（便秘型過敏性腸症候群など）</td></tr>
<tr><td>排便造影検査など</td><td>機能性便排出障害</td><td>骨盤底筋協調運動障害
腹圧（怒責力）低下
直腸知覚低下
直腸収縮力低下
など</td></tr>
</table>

繰り返し、直腸下部に便がきているのに便意を感じにくくなる直腸知覚低下型の便秘もあります。加齢による知覚の低下や便意をまだ判別できない小児でも多くみられる機能性便秘です。悪化すると硬便が直腸に充満し、その周りから泥状便が漏出して下着を汚すため、むしろ下痢症と思われていることが珍しくありません。巨大直腸や直腸収縮力の低下を合併していること

もあり、X線検査などである程度診断は可能ですが、できれば直腸診を行い直腸と便の状態を確認し、摘便や浣腸で直腸内の便を一度すべて排出させておきます。

直腸知覚低下型便秘の治療は、排便習慣を作ることであり、決まった時間にトイレに行っていきむという方法が推奨されています。ただし、この治療を行う際は同時に、ある程度いきんで排便がなければいったんトイレから出るよう指導します。直腸下部によい便があれば軽くいきむだけで排便があるはずで、出ないのはまだ便がおりてきていないか、出始めの便が硬くて肛門から排出できない可能性があります。このため治療の前に直腸内の便を排出しておくことが重要であり、数日排便がない場合には来院させて直腸内を確認し、便がまだ降りてきていないのか、便が硬いために排出できないでいるのか、それとも軟らかい便なのに排出できずにいるのかを診断します。

便が硬いために排出困難となっている場合は浸透圧性下剤を処方します。直腸内に便が降りてきていない場合は排便回数減少型を併発しており、問診などで症候性や薬剤性の大腸通過遅延をきたす原因の有無を加味しながら、必要に応じ刺激性下剤を使用します。ただし、排便回数遅延型の多くは、腸内に便が滞留することで硬便を伴うことが多いため、浸透圧性下剤も併せて処方し、刺激性下剤が最小限ですむように配慮します。

そして、**軟便にもかかわらず排出できない場合は排便造影や直腸肛門内圧検査などの排便機能検査が必要であり、専門医受診が推奨されます**。便は直腸に入ると骨盤背側上側から直腸下部へ仙骨に沿って斜め前側に向かって降りて行き、骨盤底に達すると腹圧や直腸前壁、骨盤底筋などを使って方向を変え、全体が協調して動くことで排出されます。この過程のどこに異常があるのかを診断するのが排便造影（defecography）検査（図2）で、バリウムや小麦粉などで作った擬似便を肛門から注入し、排便動作を行い直腸肛門の形態の変化、骨盤底と肛門の動きや角度を動的に観察し評価します。また直腸肛門内圧検査では直腸知覚や排便反射などを測定することが可能で、これらを総合して排便訓練や手術による治療などが行われます。

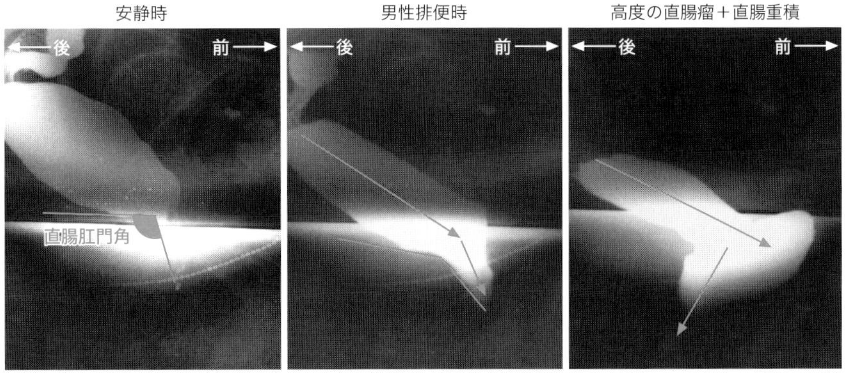

図2　排便造影（defecography）検査

2. 女性特有の形態的特徴による便秘

排便困難をきたす女性に特有の器質性疾患に直腸瘤（rectocele）があります。肛門直上の直腸前壁（直腸と腟の隔壁）が薄く弱くなり、排便時にその壁に便があたって前方へ膨らみ、嚢状に便をためこんで排便困難をきたします。排便造影検査を行うと、前ページ図2の3枚目のように、前方にバリウムが貯留し突出する様子が観察されます。この状態を腟側から観察すると、腟の後壁が直腸から押される形で瘤のようにもりあがってみえるために直腸瘤※と呼ばれます。

直腸前壁は男性では前立腺などで支えられていますが、女性の場合は腟との薄い隔壁があるだけなので、硬便で強くいきむと、正常でも直腸前壁に大きな圧力がかかり、腟側へ押される形になります。これが繰り返されることで壁が引き伸ばされ、直腸瘤が形成されると考えられています。

慢性便秘の女性では直腸瘤に気がついていることも多く、自ら会陰〜腟内に指を入れ、腟壁を押さえて支えとする「用指排便」を行っていることがあります。診断には直腸診が有用ですが、「指で肛門の周りや腟のあたりを押して排便を促すことがありますか」と質問し、腟側から用指排便をしていれば臨床的に確定してよいと考えます。

治療は直腸前壁の負担を軽減することで、便の先端を軟らかくする浸透圧性下剤が有用です。出始めの便が「むいたバナナ」くらいの硬さ、形状はブリストル便性状スケール Type 4 の便を理想とします（第1章-1、5ページ図1参照）。それだけで用指排便を行わなくて済む場合もありますが、症状が改善しない場合は排便障害の程度により腟壁形成術を検討します。いずれにせよ直腸瘤は女性なら誰でも起こり得ることで、用指排便は珍しいことでも異常でもないことを患者さん本人が理解し受け入れられるような医療側の配慮が必要です。

便秘治療の目標は「排便のことを過度に気にする必要のない状態」、つまり排便がスムースに行われ、排便と排便の間が苦しくない状態を作ることです。そのためには問診が大切で、病歴や排便回数だけではなく、便意の有無や残便感、出始めの便の硬さ、排便所要時間（トイレに座っている時間）などから目標達成の方法を検討します。何より、刺激性下剤では改善しない便秘症があることを患者さんと医療側双方が理解すべきと考えます。

また、**薬剤選択の根拠を示すことで、下剤の使用に過度の罪悪感を持たせないことも必要です**。もちろん何も努力をしなくていいという意味ではなく、必要な生活指導を行い、下剤量が増えることが極力ないように指導し調整することが医療側の責務です。

最後に、**女性では大腸がんが悪性新生物による死因の第一位となっています**。便秘治療の際には病歴や年齢などを考慮しながら、X線検査やCT検査などの画像診断、内視鏡検査などを行い、大腸がんを含む狭窄性の便秘を見逃さないように最大限に留意することを怠ってはいけないと考えます。

※：婦人科ではこの状態を直腸脱と呼ぶこともありますが、直腸が肛門外へ脱出する疾患と紛らわしいため、ここでは直腸瘤に統一します。

【患者例】

症例 1

18 歳、女性。主訴は毎日排便がないこと。父親が心配して、毎日植物性（アントラキノン系）下剤を内服するよう勧めるとのことで来院。既往歴なし。排便回数は週 3～4 回、腹部症状なし、排便困難感なし、念のため肛門診察を行ったが裂肛や直腸瘤、そのほか排便困難の原因となる疾患は認めず。週 3 回以上の排便があり、残便感や腹部症状などがなければ治療の必要がないことを父親と本人に教育した。処方の必要は認めなかった。

症例 2

40 歳代、女性。もともと便秘がちで市販の刺激性下剤を使用することがあるが、腹痛が強くなるため継続使用はせず。肛門に便があるのがわかるが、なかなか排出できないことから肛門疾患を疑い来院。排便所要時間 10 分、肛門痛なし、コロコロ便が多い。まれに肛門周囲を押して排便する。肛門指診にて直腸前壁を押して「ここに便がたまる感じがあるか」と確認すると自覚があるとのこと。直腸瘤と診断し、酸化マグネシウム 1 g、分 3 で症状改善。なお、コロコロ便は大腸が過敏な動きをしていることが多いため刺激性下剤は使用しない。

ピットフォール

- 大腸がんを見逃さない。
- 便秘治療の評価は回数ではなく、スッキリと排便できているかどうかで行う。
- 羞恥心や不安感にも配慮し、便秘がよくなったからと安易に下剤をやめさせない。安心して薬剤を使用できるように指導する。
- 便が軟らかいのに排便困難症状が改善しない場合は専門医受診を勧める。

参考文献

1) 日本消化器病学会関連研究会慢性便秘の診断・治療研究会：慢性便秘症診療ガイドライン 2017．南江堂，東京，2017
2) 日本消化器病学会：機能性消化管疾患診療ガイドライン 2014．南江堂，東京，2014
3) 平塚秀雄：女性と便秘．日本大腸肛門病会誌，1990；43：1070-1076
4) 味村俊樹：便排出障害（直腸肛門機能障害）．診断と治療，2013；101：285-290
5) Bove A, et al: World J Gastroenterol, 2012; 18: 1554-1564

11 高齢者における便秘への対応

堅田 和弘[1,2]、髙木 智久[2]、内藤 裕二[2]
[1] 京都府立医科大学附属北部医療センター消化器内科、[2] 京都府立医科大学大学院医学研究科消化器内科学

ポイント

① 高齢者の便秘は増加しており、今後さらに増加すると予想される。
② 高齢者の便秘には複数の要因が関連していると考えられる。
③ マグネシウム製剤は高齢者、とくに腎機能低下例で注意を要する。
④ 刺激性下剤の漫然とした連用は避けるべき。

はじめに

慢性便秘症の有病率は15～30%と欧米で報告されており、年齢とともにその頻度は増加するとされています[1]。わが国での有訴率の報告では、若年～中年層までは圧倒的に女性の割合が高いですが、男女ともに加齢とともに増加し、とくに男性の比率が急増し、高齢となると性差がなくなる傾向があります[2]。超高齢社会が到来し、2019年度の高齢化率（65歳以上の人口割合）は、28.4%、また75歳以上の後期高齢者の割合は14.7%と、いずれも増加の一途をたどっています[3]。今後わが国では男女を問わず、高齢者の便秘症患者は確実に増加すると予想されています。

1. 高齢者の特性と注意点

高齢者の疾患の特徴として、複数の疾患を有する、慢性疾患が多い、症候が非典型的といった点があげられます[4]。これら疾患上の要因に加え、高齢者では、臓器予備能の低下、認知機能、視力・聴力の低下といった機能上の要因も認めます。これら多くの因子が高齢者における薬物有害事象の増加に関連することが明らかになっています。

とくに高齢者では容易に多剤服用状態（ポリファーマシー）になり得ます。ポリファーマシーが高齢者における生活の質や生命予後に悪い影響を与えていることが知られるようになりました[5]。近年「高齢者の医薬品適正使用指針」が示され、対策が開始されています。高齢者で汎用される薬剤の基本的な留意点として、緩下剤について言及されており、高齢者の特性を考慮した薬剤選択が推奨されています[6]。

2. 高齢者便秘症の特徴

高齢者の便秘症の要因として、**腸管運動に関与する神経の変化や、生活環境の変化**など、多くの因子が考えられています（図 1）[7]。腸管の筋層間の神経細胞が加齢とともに変性し正常神経節の数が減少する報告や、年齢とともに神経細胞数が減少する報告があります。また、高齢者における直腸の感覚の閾値が若年者よりも高い傾向にあるという報告や、便排出障害の原因となり得る骨盤底筋協調運動障害の頻度が、とくに女性において加齢により増加するという報告もあります[7]。高齢者では、便秘および失禁などの排便障害を生じやすくなっていると考えられます。

運動量の低下、併存疾患、処方薬、食事量の変化、精神状態の変化などの加齢による生活環境の変化が、便秘を増やす要因になることも報告されています[8]。**便秘症をきたす基礎疾患**のなかで、甲状腺機能低下症、糖尿病、慢性腎不全などの内分泌・代謝疾患、脳血管疾患、パーキンソン病、多発性硬化症などの神経疾患、全身性硬化症などの膠原病、アミロイドーシスなどの変性疾患、うつ病や心気症などの精神疾患は、加齢とともに発症頻度が上昇するため、高齢者における便秘のリスク上昇に関与するとされています[7,9]。また高齢者では、前記併存疾患に対する治療として、また抗コリン薬、向精神薬、抗パーキンソン病薬、鎮痛薬、カルシウム拮抗薬、オピオイド、利尿薬、鉄製剤など**便秘症の誘因となる薬剤**を内服する機会が多くなっており注意を要します[7,9]。

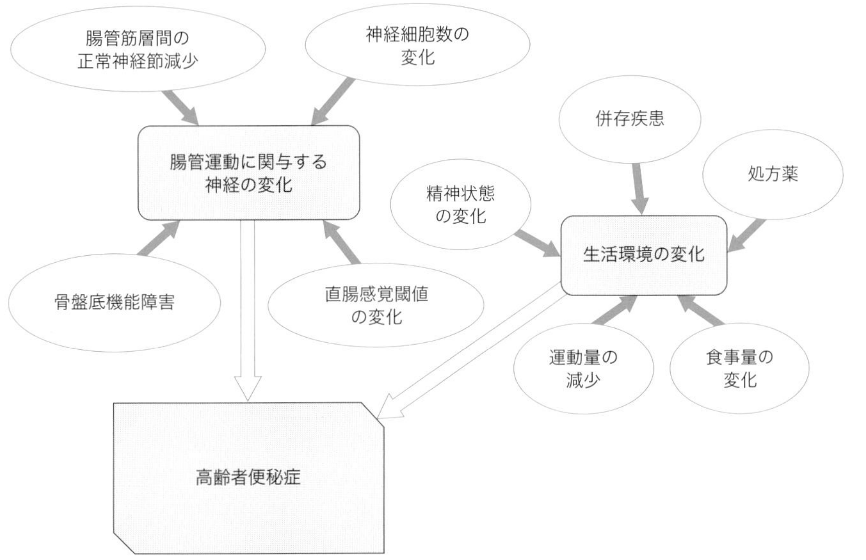

（「日本消化器病学会関連研究会慢性便秘の診断・治療研究会：慢性便秘症診療ガイドライン 2017, p32、2017、南江堂」より許諾を得て転載）

図 1　高齢者の便秘症要因

3. 高齢者便秘症の診断

包括的な問診、とくに排便状況や既往歴、内服薬の聴取は高齢者において重要と考えられます。高齢者では若年者と比べて悪性腫瘍による器質的便秘の発症率が高いとされます。警告兆候とされる、出血、体重減少を伴う便秘や最近急激な経過で増悪した便秘に対しては、悪性腫瘍などによる腸管狭窄の可能性を念頭において診断を進めるべきです。器質的疾患の鑑別には下部消化管内視鏡検査が推奨されます。ただし、他の検査と比べるとやや侵襲的であり、前処置より偶発症が起こり得ることに注意を要します。高齢者に対しては、事前にCT検査などの侵襲の少ない検査から実施することも推奨されます。器質的疾患の除外と併せて内服薬の確認を行い、便秘の原因となり得る薬剤の有無を評価します。

4. 高齢者便秘症の治療

高齢者の便秘症は**複数の要因が影響して起きていることが多い点に留意し、患者個人の社会的な背景、併存疾患、内服薬を考えながら、治療にあたることが重要**です。

まずは生活習慣の改善を行います。食事内容・量、運動の状態などを評価し、便秘を誘発する薬剤の中止を試みます。食物繊維や水分の摂取を増やすことが推奨されていますが、高齢者においては心機能や腎機能に注意して指導します。日常生活動作（ADL）が低下している高齢者においては、介護の導入など社会的環境の改善が必要と考えられることもあります。

生活習慣のみで改善しない場合には、薬物治療を考慮します。ただし、投薬を始める前に現在の服薬状況の確認を行います。以前より便秘を経験している高齢者のほとんどが、市販薬の服用などなんらかの対策を行っていることが多く、処方薬以外の対策の現状を把握したうえで薬物を選択すべきです。また、**高齢者では合併症の既往や薬物相互作用、副作用により一層の注意が必要**です。わが国では、酸化マグネシウムなどの浸透圧性下剤が初期治療として用いられますが、高齢者は腎機能低下例が多く、高マグネシウム血症による死亡例の報告もあるため、使用する場合には定期的な血中マグネシウム値の測定は不可欠です[5)]。近年、マグネシウム製剤と同じ浸透圧性下剤で、海外で便秘症に対するエビデンスを有しながら、わが国では用いることのできなかったポリエチレングリコールやラクツロースが新たに販売されました。これらはマグネシウム製剤が使用しにくい高齢者に対して安全に使用できると考えられています。

浸透圧性下剤で十分に改善しない場合には、上皮機能変容薬（ルビプロストン、リナクロチド）、胆汁酸トランスポーター阻害薬（エロビキシバット）、漢方薬への切り替え、あるいは併用を行い、排便状況をみながら調整していきます。なお、ルビプロストンには上部消化管症状の副作用が報告されていますが、高齢者では報告は少ないです。リナクロチドには排便回数の正常化に加え、便秘による腹部症状の改善効果が認められています。いずれも効きすぎによる下痢、脱水に注意が必要で、適宜減量すべきです。エロビキシバットには胆汁酸により自発排便を増加させる効果があり、自然な作用を呈し副作用が少なく高齢者において安全に使用できる薬です。

また漢方薬のなかで大黄の多く含まれる薬剤には刺激性下剤の要素が含まれており、連用による耐性や依存性の危険性があるため、漫然と長期間使用することは避けるべきとされ、高齢者の便秘に対する漢方薬として、潤腸湯や麻子仁丸が推奨されています。

前記の処方でも無効の場合は、刺激性下剤の使用や浣腸などの投与を検討することになります。ただし、刺激性下剤は連用からの薬剤耐性、精神的依存から下剤乱用を引き起こすこともあるため、漫然とした連用は避けるべきです[5]。浣腸や坐薬についても同様で、常用ではなく屯用として使用することが望ましいとされます。習慣性や挿入時の事故の報告もあり、積極的に用いるものではないとされます。

高齢者で、すでにマグネシウム製剤や刺激性下剤を使用している場合には、上皮機能変容薬、胆汁酸トランスポーター阻害薬、ポリエチレングリコール、ラクツロースなどを併用し、マグネシウム製剤の減量や変更、刺激性下剤の減量を目指すことが現実的と考えられます。高齢者便秘症に対する便秘症治療薬の一覧と高齢者における注意点を表1に示します。

表1　高齢者便秘症に対する便秘症治療薬の一覧と高齢者における注意点

分類	作用機序	一般名	高齢者における注意点
塩類下剤	浸透圧下剤	マグネシウム	高マグネシウム血症に注意、減量し慎重に投与
糖類下剤		ラクツロース	少量から投与を開始するなど慎重に投与
上皮機能変容薬	クロライドチャネルアクチベーター	ルビプロストン	生理機能が低下しているので、副作用の発現に留意し、十分な観察を
	グアニル酸シクラーゼC受容体アゴニスト	リナクロチド	生理機能が低下しているので、副作用の発現に注意
	胆汁酸トランスポーター阻害剤	エロビキシバット水和物	生理機能が低下しているので、減量など注意
漢方薬	クロライドチャネル刺激	潤腸湯	生理機能が低下しているので、減量など注意
	便軟化作用	麻子仁丸	生理機能が低下しているので、減量など注意
電解質配合剤	浸透圧性下剤	ポリエチレングリコール	水分摂取に注意が必要
刺激性下剤	大腸刺激性	センノシド	生理機能が低下しているので、慎重に投与
		ピコスルファートナトリウム	生理機能が低下しているので、減量など注意

おわりに

高齢者の便秘は今後さらに増えることが予想されています。高齢者の特性を考慮し、併存疾患や内服薬による便秘の可能性を検討し、高齢者に安全な便秘治療薬を選択することが重要です。

【患者例】
80歳、女性。酸化マグネシウムに加え、ピコスルファートナトリウム水和物を毎日服用していたが、排便回数は週に1〜2回で排便困難。最近ピコスルファートナトリウム水和物の1回あたりの用量が増加してきた。

【処方例】
摘便・グリセリン浣腸、頓用
酸化マグネシウム、330 mg 3錠/日、分3、朝昼夕食後
リナクロチド、0.25 mg 1錠/日、分1、朝食後

【処方意図】
直腸の便貯留による排便障害型便秘に、大腸通過遅延型の便秘の合併が考えられた。直腸の便の貯留に対し摘便や浣腸を屯用で実施し、高マグネシウム血症が懸念されるため酸化マグネシウムを減量し、上皮機能変容薬としてリナクロチドを少量から併用した。

ピットフォール

- **高齢者の腎機能低下例では、マグネシウム製剤による高マグネシウム血症に留意すべき。**
- **高齢者便秘症に対して、既往歴、併存疾患、内服薬の聴取は必須。**

参考文献

1) Johanson JF, et al: J Clin Gastroenterol, 1989; 11: 522-536
2) 厚生労働省：平成28年国民生活基礎調査の概況．2017
3) 総務省統計局：「国勢調査」，「人口推計」，2019
4) 日本医師会：高齢者診療マニュアル．メジカルビュー社，東京，2009
5) 日本老年医学会：高齢者の安全な薬物療法ガイドライン2015．メジカルビュー社，東京，2015
6) 厚生労働省：高齢者の医薬品適正使用の指針．2018
7) 日本消化器病学会関連研究会慢性便秘の診断・治療研究会：慢性便秘症診療ガイドライン2017．南江堂，東京，2017
8) Bouras EP, et al: Gastroenterol Clin North Am, 2009; 38: 463-480
9) Lindberg G, et al: J Clin Gastroenterol, 2011; 45: 483-487

12 在宅医療における便秘への対応

土屋 淳郎
土屋医院（東京都豊島区）

ポイント

1. 在宅医療では便秘の患者さんが多く排便コントロールの必要性が高い。
2. 在宅医療における療養環境を考慮して薬剤を選択しなくてはならない。
3. 排便コントロールに必要な情報共有は多職種連携システムなどを用いる。
4. 在宅医療の視点からみた薬剤の特徴を踏まえて対応をする。
5. 患者さんやご家族に「優しい」排便コントロールを心掛ける。

1. 在宅医療に多い便秘

日本の超高齢社会に対して厚生労働省では地域包括ケアシステムの構築を推進しており、病院から地域へとシフトしていくなかで在宅医療の必要性が高まっています。

在宅医療の対象疾患は循環器疾患、認知症、脳血管疾患などが多く、そのほかにも呼吸器系疾患、神経系疾患、がんなど広範な疾患が対象となっています。提供する医療内容はバイタル測定や健康相談、服薬に関することが多いですが、栄養管理や疼痛管理とともに排泄に関することも多く、重要事項の1つといえるでしょう。実際、「【在宅たかせ塾】生活支援に重要な排便コントロール」[1] では、排便は「うまくいかないとご本人および介護する方に大きな負担」になるといわれ、「**排便コントロールが（中略）在宅医にとっての重要な仕事**」とされていますし、「介護報酬改定の効果検証及び調査研究に係る調査」[2] では介護系施設の9.3～33.2%が摘便、11.0～28.6%が浣腸などの医療的ケアに対応していると報告されています。このほかにも在宅医療や介護の現場での排便コントロールなどに関する情報提供も散見され、在宅医療における排便コントロールの関心の大きさを感じます。

当院の訪問診療患者における便秘薬処方患者数（2019年実績）では**約7割の訪問診療患者に便秘薬を処方**しており、**とくに施設入所中の患者さんに便秘が多い**ことがわかります（表1）。

なぜ在宅医療を受けている患者さんに便秘が多いのか、その理由として以下のものがあると

表1　**当院の訪問診療患者における便秘薬処方患者数（2019年実績）**

	全体	居宅	施設
定時処方のみ	24（31.2%）	30（60.0%）	23（85.2%）
定時＋臨時処方	21（27.3%）		
臨時処方のみ	8（10.4%）		
処方なし	24（31.2%）	20（40.0%）	4（14.8%）

考えられます。
- **高齢による便秘**…高齢によるさまざまな機能低下が便秘に影響していると考えられます。運動能力の低下、食事量の減少傾向、腸蠕動運動の低下などのほか、トイレ歩行が大変で我慢してしまい便秘となることや、寝たきりで腹圧を高めにくくなることもあります。
- **疾患による便秘**…脳血管疾患による麻痺、パーキンソン病等の神経疾患、消化管の術後など、便秘を起こしやすい疾患が多くあります。また、腹部の術後で腸閉塞を起こしやすい場合、便秘が増悪因子になる肝性脳症の場合、経管栄養や中心静脈栄養等で排泄コントロールが困難となる場合など、便秘の発生に注意が必要な疾患が多いことも一因と思われます。
- **薬剤による便秘**…薬剤内服中の患者さんが多く、副作用としての便秘も多くあります。パーキンソン病治療薬、抗うつ薬、オピオイド系鎮痛薬など、多くの薬剤に便秘の副作用がみられます。
- **ストレス**…在宅医療では基礎疾患の罹患やADLの制限など心理的ストレスも便秘に大きく影響しています。施設入所の場合は生活環境の変化によるストレスも大きいと考えられます。
- **気づきやすさ**…在宅医療においては介護者が便秘に気づきやすいという点も影響していると思われます。たとえば、おむつ交換が必要な患者さんにとっては、自らが症状を訴えなくても介護者によって便秘であることに気づかされますし、施設入所の場合はおむつ交換が必要ではない患者さんに対しても施設スタッフが排泄状況を細かに確認しており、便秘に気づきやすい状況があるといえます。

2. 在宅療養環境を考慮した薬剤選択

在宅医療においては便秘に対して運動や食事など生活改善による対応が困難な場合も多く、摘便や腹部マッサージなどを除き多くの場合は薬剤での対応となりますが、**薬剤選択するうえではまず療養環境を十分に考慮しなくてはなりません。**
- **服薬管理者**…認知症など自分では服薬管理できない場合も多く、誰が管理するかを確認する必要があります。訪問介護のヘルパーやデイサービスの施設スタッフ等（以後「ヘルパー等」と記載）は医療行為を行えないので服薬管理はできませんが、服薬介助として薬剤の準備、声かけ、確認等を協力してもらうことは可能なため、状況に応じてケアマネジャーとの相談が必要になる場合もあります。
- **服薬のタイミング**…定時薬の各食前、各食後、就寝前に加え臨時薬もあるため、服薬タイミングが煩雑にならないようにする必要があります。服薬管理者または服薬介助者が立ち会えるタイミングで内服できるように服薬回数を減らしたり、食前薬を食後にまとめたりすることで飲み忘れや誤薬などを減らすことが大切です。また、便秘薬の効果発現時間を考慮し服薬タイミングを決める場合もあります。例えば、就寝前に便秘薬を内服すると就寝中に排便し、夜中におむつ交換が必要になるときには朝食後に変更するなどの対応が必要です。
- **一包化**…煩雑にならないように、またヘルパー等に服薬介助を行ってもらうために一包化が必要な場合があります。薬剤によっては一包化に適さないものもあり注意が必要です。また状態によっては便秘薬を中止しなければならない場合もあり、別包にしておいたほうがよい場合もあります。

- **薬剤費負担**…在宅医療では経済状況などによって薬剤費を抑えて欲しいと希望される場合も少なくありません。保険による負担割合の違いや難病等の医療費助成なども考慮して対応する必要があるでしょう。
- **投薬経路**…嚥下障害がある場合には剤形や大きさなどを考慮しなくてはなりませんし、経管栄養において簡易懸濁法を用いる場合には投与が不向きな薬剤もあるので確認が必要です。なお、坐薬や浣腸などの経直腸剤はヘルパー等が投与することができないので注意が必要です。
- **情報共有**…在宅医療においては排泄回数、量、便の硬さなどの排泄状況について、患者さんからすべての情報が確認できるとは限りません。訪問看護師やヘルパー等が排泄に関わっていることも多く、施設における排泄確認記録の参照や、**多職種連携システムなどを用いて多職種で情報共有を行う必要があります**（図1）。人工知能により便の形状や大きさを判定するシステムも研究されており今後に期待されます。

3. 在宅医療の視点でみる薬剤の特徴

在宅療養環境を考慮したうえで、**在宅医療の視点からみた特徴を踏まえて薬剤選択を行っていきます。**

- **塩類下剤（酸化マグネシウム）**…安価で使い勝手もよく、第一選択薬の1つとなっていますが、高齢者では高マグネシウム血症に注意が必要といわれます。簡易懸濁法による経管栄養で用いる場合は閉塞しにくい錠剤のほうがよいでしょう。
- **刺激系下剤**…錠剤、散剤、液剤などの剤形が豊富で、使い慣れている薬剤です。在宅医療になるまでに長期連用しており、効果減弱などの問題がある場合には適切な対応が必要でしょう。排泄に介助が必要な場合には、個人差がありますが効果発現時間を考慮して内服する必要があります。
- **整腸剤**…便秘薬としての効果は緩やかで、ポリファーマシーを考慮して中止になることも多いですが、整腸剤のみでもコントロール良好になるケースが少なくありません。高齢者の負担を考慮して効果の緩やかな薬剤でコントロールできるほうがよりよいでしょう。
- **漢方薬**…安全性は比較的高いと考えますが、散剤や食前薬であることが飲みにくさや一包化をしにくいなどのデメリットになることもあります。漢方薬の多くには大黄（センノシドを含む）が配合されており、刺激系下剤と同様の注意が必要な場合もありますが、大黄が配合されない大建中湯は、術後イレウスの既往がある在宅患者に用いるケースもあります。
- **浣腸／坐薬**…内服でコントロール困難な場合は経直腸便秘薬を用いますが、ヘルパー等は経直腸投与ができない職種があることを考慮して処方する必要があります。
- **新規便秘薬**…2012年以降に新たな機序の便秘薬が登場しました。在宅医療における知見は多くはありませんが、特徴に応じた利用を検討してもよいと思われます。

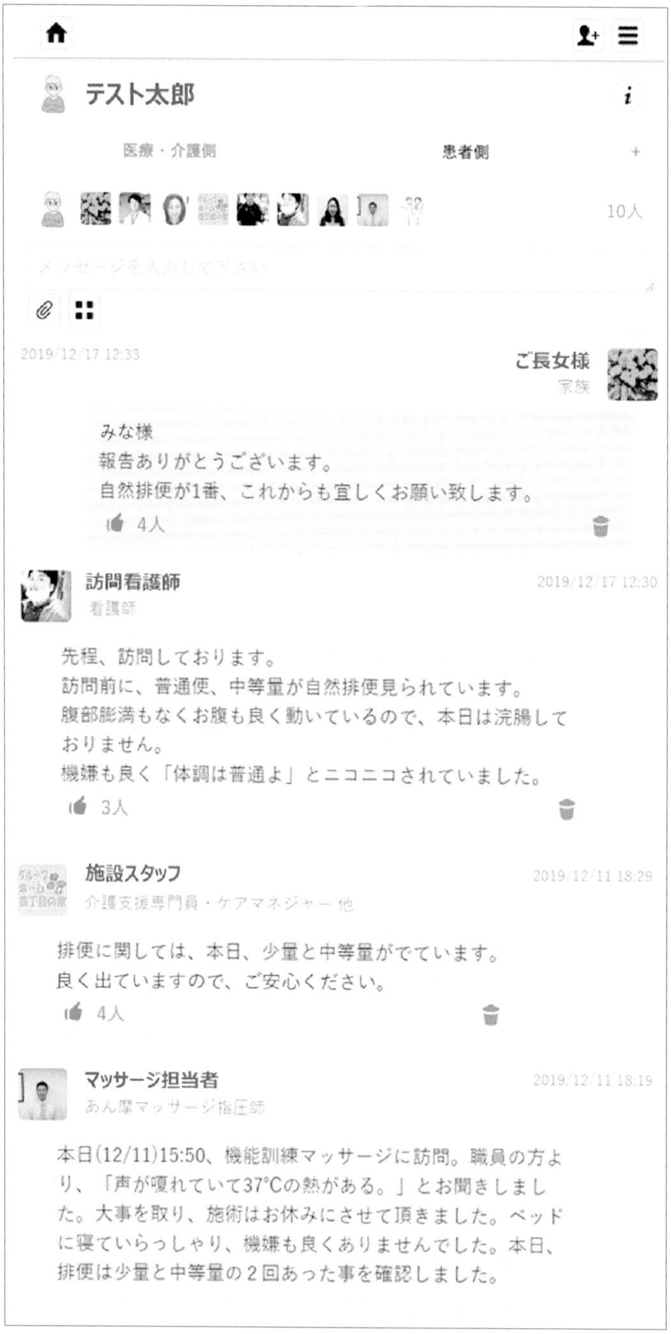

図１　多職種連携システムによる情報共有（土屋医院提供、一部改変）

ルビプロストンは、半量の製剤も発売され調節しやすくなったこと、簡易懸濁も可能という利点があります。また、自験例では排便コントロールの安定化によい印象があります。

ナルデメジントシル酸塩は、オピオイドによる便秘に対して効果を発揮するという特徴があ

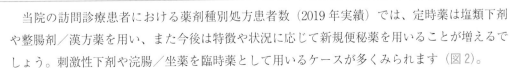

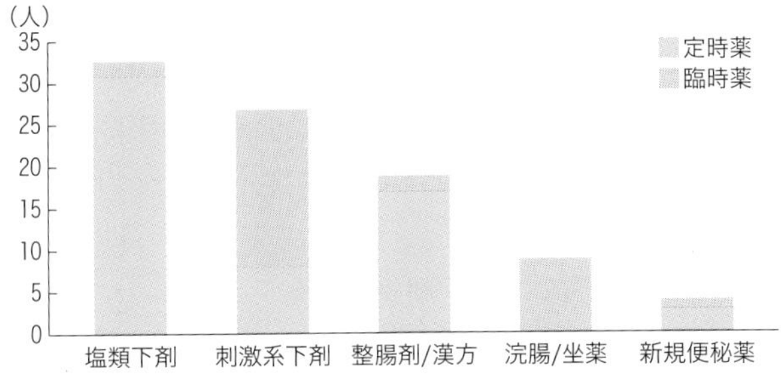

図 2　**当院の訪問診療患者における薬剤種別処方患者数（2019 年実績）**

り、在宅医療でがんの患者さんを診る場合には欠かせない薬剤でしょう。

リナクロチドは、便秘型過敏性腸症候群の適応もあり、ストレスが原因と考えられる場合にもよいと思われます。食後投与では副作用の下痢が強くなるため注意が必要です。

エロビキシバットは、水分分泌に加え大腸運動促進の作用もあります。食後投与では効果が減弱し、併用薬による効果減弱／増強があるので注意が必要です。

マクロゴール／ポリエチレングリコールは、以前より海外で広く使われ、小児や高齢者でも安全に使用できる薬剤ですが、水に溶解してから内服するというひと手間が生じます。

4. 在宅医療における排便コントロール

当院の訪問診療患者における薬剤種別処方患者数（2019 年実績）では、定時薬は塩類下剤や整腸剤／漢方薬を用い、また今後は特徴や状況に応じて新規便秘薬を用いることが増えるでしょう。刺激性下剤や浣腸／坐薬を臨時薬として用いるケースが多くみられます（図 2）。

在宅医療では対象疾患や便秘の原因への対応が必要になります。さらに、ご本人の負担だけでなくご家族や介護者への配慮も必要です。皆に優しい排便コントロールができるように、**療養環境や薬剤の特徴を踏まえた排便コントロールを行う**よう心がけていけるとよいでしょう。

◆ **用語解説**

地域包括ケアシステム：住まい・医療・介護・予防・生活支援が一体となり地域の高齢者などを支える仕組み。厚労省ではこの構築を推進している。

在宅医療：患者さんの自宅で受ける医療で、老人ホームやグループホームも対象。診療計画を立てて定期的に行う「訪問診療」と、急な病態の悪化などでご患家などからの依頼に応じて行う「往診」があり、いずれも医療保険で行われる。

多職種連携システム：在宅医療に関わる多職種が情報共有するために用いるシステム。種々あるなかでも医療介護専用 SNS は使いやすくてセキュリティも高く、全国で広く利用されるようになっている。

第1章
第2章
第3章
第4章

【患者例】

79歳、女性。難病のため寝たきりで、膀胱直腸障害があり尿道バルーン挿入中。本人は認知症で服薬管理はできず、主介護者は自営業のため頻回なおむつ交換はできない。定時薬は酸化マグネシウム内服、臨時薬はピコスルファートを用い、週2回の訪問看護の際に状況に応じて摘便していたが、予期せぬタイミングでの排便や硬便による摘便困難があり介護の手間が大きい。

【処方】

酸化マグネシウム錠、500 mg 3錠/日、分3、朝昼夕食後
ピコスルファート内用液0.75%、10滴～15滴、適宜

↓

酸化マグネシウム錠、330 mg 2錠/日、分2、朝夕食後
ルビプロストン、12 μg 2錠/日、分2、朝夕食後
グリセリン浣腸液50%、60 mL、週2回（訪問看護師実施）

【処方意図】

排便コントロールの安定化を目指し少量のルビプロストンを追加、酸化マグネシウムは減薬して1日2回へ服薬回数を減らし、刺激性下剤は中止して、週2回の訪問看護の際に浣腸もしくは摘便を行うこととした。これらにより安定した排便コントロールが可能となり、介護負担も少なくなった。

! ピットフォール

- **薬剤選択にはその特徴だけでなく在宅療養環境も十分に考慮する必要がある。**
- **在宅医療では患者本人だけでなく家族や介護者へも配慮した優しい排便コントロールが必要である。**

参考文献

1）生活支援に重要な排便コントロール（2019-11-20）．在宅医療最前線　在宅たかせ塾．https://www.premium-dr.jp/topics/home-doctor/5dce367188011.html（2020年7月6日アクセス）
2）厚生労働省：平成24年度介護報酬改定の効果検証及び調査研究に係る調査（平成26年度調査）介護サービス事業所における医療職の勤務実態および医療・看護の提供実態に関する横断的な調査研究事業報告書．https://www.mhlw.go.jp/file/05-Shingikai-12601000-Seisakutoukatsukan-Sanjikanshitsu_Shakaihoshoutantou/0000087117.pdf（2020年7月6日アクセス）

13 小児における便秘への対応

清水 俊明
順天堂大学医学部附属順天堂医院小児科・思春期科

ポイント

① 基本は生活習慣の改善、食事療法および薬物療法であり、まずは患児およびご家族に対して便秘の原因や増悪因子および問題点を十分に説明する。

② 薬物療法は、便秘の原因、程度、年齢などを考慮しながら適切な薬剤を選択し、症状の改善程度から適宜、種類や量の変更を行っていくことが大切である。

③ まずは直腸内から便塊をなくし、排便反射や便意などがスムーズに生じる伸展性のある直腸に戻すことが重要であり、浣腸や坐薬を併用しながら徐々に経口薬のみに移行する。

④ 親に薬剤の作用機序や正しい使用方法を十分に説明し、排便日誌をつけさせ、薬剤の種類や量を調節していく。

⑤ 小児の便秘では、早期の診断や十分な治療が行われないと、悪循環によってより頑固な便秘に進展することも少なくない。

1. 小児の便秘の特徴

小児における便秘の頻度は決して少なくなく、また便秘症による問題がクローズアップされてきたことなどから、小児科の外来診療において便秘あるいは便秘症を診ることは増えてきている印象があります。

小児とくに乳幼児期における便秘の原因は成人とは大きく異なっています。乳幼児期では、摂取量不足やミルクアレルギーによる食事性便秘、肛門裂傷や不適切なトイレットトレーニングによる習慣性便秘が多いですが、ヒルシュスプルング病などの症候性便秘の可能性も十分念頭に置く必要があります。学童期になると、便秘の原因は成人と同様に食物繊維不足による食事性便秘や排便習慣の乱れによる習慣性便秘が多くなり、さらに心因性便秘や過敏性腸症候群による便秘なども認められるようになります。

小児期に便秘を発症しやすい時期や契機として、①乳児における母乳から人工乳への移行、あるいは離乳食の開始、②幼児におけるトイレットトレーニング、③学童における通学の開始や学校での排泄の回避、の3つが知られており[1,2]、この点に関しても十分に念頭において小児における便秘症の診療を行っていくことが重要です。

小児の便秘症に対する診断および治療は、2013年に公表された『小児慢性機能性便秘症診療ガイドライン』を参考に行っていきます[3]。図1に小児の便秘症に対する診断と治療のフローチャートを示します。

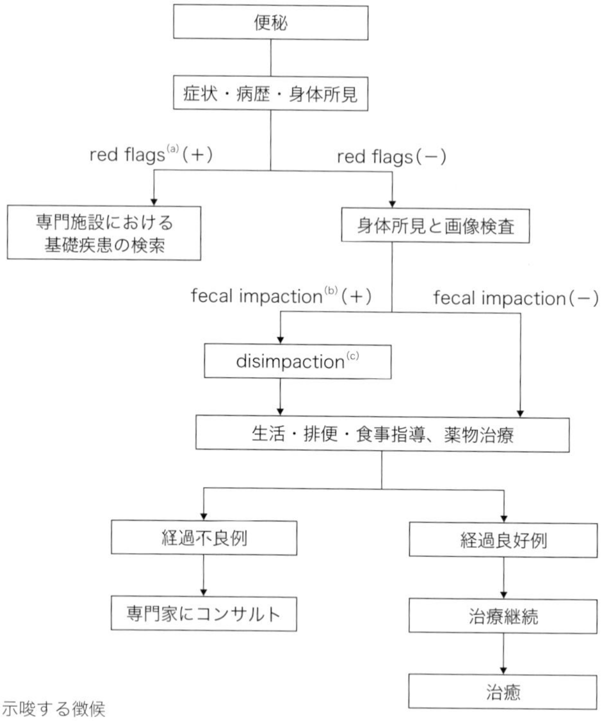

(a)：基礎疾患を示唆する徴候
(b)：便塞栓
(c)：便塊除去

（日本小児栄養消化器肝臓学会、日本小児消化管機能研究会：小児慢性機能性便秘症診療ガイドライン、診断と治療社、2013、p13）

図1　**便秘の診断と治療におけるフローチャート**

2. 小児の便秘の治療方針

基本は生活習慣の改善、食事療法および薬物療法です（表1）[4]。まずは患児および家族に対し、便秘の原因や増悪因子および問題点を十分に説明します。登校前に排便の時間を十分にもてるようにすること、学校でも便意があればトイレに行くこと、便秘が悪循環を繰り返してさらに悪化してしまうことなどを説明します。乳児の便秘に対しては、親（とくに母親）への説明が大切であり、授乳内容や量、適切な肛門刺激方法などを指導します。

食事療法では、繊維の多い食物を多く摂取し、菓子や清涼飲料水の摂取を控えるよう指導します。野菜、海草、穀類などがよく、野菜は生では水分が多く、炒めたり煮たりしたもののほうが食物繊維を効率よく摂取できます。乳児では、果汁や糖水により腸内の発酵を促して蠕動運動の改善を図ったり、ミルクアレルギーが疑われる場合は加水分解乳への変更などを行います。

薬物療法は、便秘の原因、程度、年齢などを考慮しながら適切な薬剤を選択し、症状の改善程度から適宜、種類や量の変更を行っていくことが大切です。 まずは直腸内から便塊をなくし、排便反射や便意などがスムーズに生じる伸展性のある直腸に戻すことが重要であり、浣腸や坐薬を併用しながら徐々に経口薬のみに移行します。親に薬剤の作用機序や正しい使用方法

表1　小児の便秘の治療

1. 生活習慣の改善		
	(乳児期)	母乳栄養から混合栄養への変更（母乳不足の場合）
		腹部マッサージ
		肛門の綿棒刺激
	(幼児期以降)	適切なトイレットトレーニング
		朝食後にゆっくり排便する習慣
		便意を我慢しない
		腹筋を鍛える運動習慣
2. 食事療法		
	(乳児期)	果汁や糖水を与える
		加水分解乳への変更（ミルクアレルギーの場合）
	(幼児期以降)	食事（とくに朝食）や水分を十分に摂る
		食物繊維を十分に摂る（10g/1,000kcalを目安）
3. 薬物療法		
		整腸薬
		麦芽糖製剤
		モサプリド
		ポリエチレングリコール製剤
		酸化マグネシウム
		ピコスルファートナトリウム
		ビサコルジル坐薬
		グリセリン浣腸

（小児科診療ガイドライン第4版、p13）

を十分に説明し、排便日誌をつけさせ、薬剤の種類や量を調節していきます。

小児の便秘症では、早期の診断や十分な治療が行われないと、悪循環によってより頑固な便秘に進展することが少なくないため、患児のみならず親の十分な協力のもと、生活指導や食事・薬物療法を適切に行っていくことが肝要です。

3. 小児の便秘の薬物療法

便秘は日常診療でしばしば遭遇する疾患ですが、表2に示す**Yellow flags[3]を認める場合には食事・生活・排便指導に薬物治療を併用することが推奨されています**。Yellow flagsの症状がない場合には、疾患の説明と食事・生活・排便指導を行って1〜2週間ほど経過を観察し、治療が奏効しない場合には薬物治療を追加します。便塞栓（impaction）を認め便塊除去（disimpaction）が必要である児には初めから薬物治療を併用します。便秘が原因で便の漏れ（遺糞症）を認めることがあり、これは便塞栓を疑う臨床症状と考えられます。表3のRed flags[3]は便秘症をきたす基礎疾患を示唆する徴候であり、陽性の場合は専門医への紹介が望ましいです[5]。

表 2　Yellow flags

最初から薬物療法を併用する、または経験の豊富な医師への紹介を考慮すべき徴候
1. 排便自立後であるのに便失禁や漏便を伴う
2. 便意があるときに足を交叉させるなど我慢姿勢をとる
3. 排便時に肛門を痛がる
4. 軟便でも排便回数が少ない（排便回数が週に 2 回以下）
5. 排便時に出血する
6. 直腸脱などの肛門部病変を併発している
7. 画像検査で結腸・直腸の拡張を認める
8. 病悩期間または経過が長い
9. 他院での通常の便秘治療で速やかに改善しなかった

（日本小児栄養消化器肝臓学会、日本小児消化管機能研究会：小児慢性機能性便秘症診療ガイドライン、診断と治療社、2013、p33）

表 3　Red flags

便秘症をきたす基礎疾患を示唆する徴候
1. 胎便排泄遅延（生後 24 時間以降）の既往
2. 成長障害・体重減少
3. 繰り返す嘔吐
4. 血便
5. 下痢（paradoxical diarrhea）
6. 腹部膨満
7. 腹部腫瘤
8. 肛門の形態・位置異常
9. 直腸肛門指診の異常
10. 脊髄疾患を示唆する神経所見と仙骨部皮膚所見

（日本小児栄養消化器肝臓学会、日本小児消化管機能研究会：小児慢性機能性便秘症診療ガイドライン、診断と治療社、2013、p30）

薬物療法は、基本的には便秘が改善し週に 3 回以上の排便があり、便秘による臨床症状が消失するまで続ける必要があります。その期間には個人差がありますが、便秘の期間が長かった場合ほど、薬物療法が必要となる期間は長くなる傾向にあります。症状の改善に従って使用薬剤の量を減量していきますが、スムーズに減量・中止までもっていける場合はむしろ少なく、どこかの時点で再び便の出が悪くなることをしばしば経験します。その場合は再び調子がよかった際の薬剤量まで増量し、しばらく様子をみて再度減量していくことを繰り返し行っていきます。どうしても減量できない場合は、薬剤の種類を変更してみるのも 1 つの手段です。自験例では、便塊除去を行い、酸化マグネシウムとピコスルファートナトリウムを併用して連日投与すれば、多くの症例で便秘は改善されますが、最終的にそれらの薬剤を中止することは容易でないことが少なくありません。そこで現在酸化マグネシウムをポリエチレングリコール製剤に変更してその効果をみていますが、多くの症例で排便回数が増えピコスルファートナトリウムの減量が可能となっています。注意すべきは、徐々に便秘傾向になり便が滞った状態では、薬剤の効果が十分発揮されない場合が多く、その場合は浣腸や坐薬を使用して便の貯留を解消することが重要です。**排便日誌をつけ、薬剤の量と排便の関係を常に観察することも忘れてはなりません。**

◆ 用語解説

便塞栓：便塊が大腸内に滞った状態。

便塊除去：大腸内に滞った便塊を浣腸などで除去すること。

【患者例】

2歳6ヵ月、男児。1歳ころから排便回数が減り、最近では浣腸をしないと便が出ないような状態となっている。

【処方例】

ポリエチレングリコール製剤、1包/日、分1、朝食後

ピコスルファートナトリウム、5滴/日、分1、眠前

(ポリエチレングリコール製剤のみで効果が十分でない場合ピコスルファートナトリウムを併用)

【処方意図】

まずは浸透圧性下剤を使用し、効果がない場合は刺激性下剤を併用する。便塞栓がある場合はまず浣腸によって便塊除去を行う。

ⓘ ピットフォール

- 便秘による遺糞症では下痢と間違われることがあるので注意を要する。
- 便秘により強い腹痛を訴えることがあるため急性腹症の診断で不必要な検査は行わない。
- 便塞栓の状態では薬物の効果が得られにくいのでむやみに薬物を増量するのではなく浣腸を行う。

参考文献

1) Di Lorenzo C: Gastroenterol Clin North Am, 2001; 30: 269-287
2) Hyman PE, et al: Gastroenterology, 2006; 130: 1519-1526
3) 日本小児栄養消化器肝臓学会日本小児消化管機能研究会：小児慢性機能性便秘症診療ガイドライン．診断と治療社，東京，2013，pp1-67
4) 清水俊明：便秘．小児科診療ガイドライン第4版．総合医学社，東京，2019，pp11-15
5) 清水俊明，ほか：便秘．小児科臨床，2018；71：767-772

第3章

特殊な病態での便秘への対応

1 疼痛緩和ケアにおける便秘への対応

有賀 悦子
帝京大学医学部緩和医療学講座

ポイント

① オピオイドの最も頻度が高い副作用は、オピオイド誘発性便秘。
② オピオイド誘発性便秘には末梢性オピオイド受容体拮抗薬が有効。
③ 末梢性μオピオイド受容体拮抗薬開始時、オピオイド開始前から既往のある便秘薬は継続すること。
④ オピオイド開始から遅れないで末梢性オピオイド受容体拮抗薬を併用開始すること。

1. 疼痛緩和ケアにおける便秘：オピオイド誘発性便秘

がん患者の疼痛治療はWHO方式三段階除痛ラダーに従い進めていきます。この際、オピオイドはキードラッグとなりますが、**最も頻度が高い副作用は便秘**です[1]。このオピオイド副作用の便秘は、下剤を用いても制御できているのは50%未満と報告されており[2]、コントロールに難渋し、患者さんのQOLを低下させる一因となっていました。2016年、Roma委員会（機能性消化管障害の国際的作業部会）によるRoma Ⅳが刊行されたとき、機能性腸障害病型分類の6番目に初めてオピオイド誘発性便秘（Opioid induced constipation：OIC）が追加されるに至りました[3]。診断基準を表1[4]に示します。

2. OICの機序

オピオイドは中枢のオピオイド受容体に結合し、鎮痛効果を発揮する薬剤ですが、腸管にも

表1 オピオイド誘発性便秘の診断基準（Rome Ⅳ）

1. オピオイド治療を開始、変更、あるいは増量することにより、新規あるいは悪化する便秘症状が下記の2項目以上を示す。
a. 排便の25%より多くいきみがある
b. 排便の25%より多く兎糞状便又は硬便がある
c. 排便の25%より多く残便感がある
d. 排便の25%より多く直腸肛門の閉塞感あるいはつまった感じがある
e. 排便の25%より多く用手的に排便促進の対応をしている（摘便、骨盤底圧迫など）
f. 排便回数が週に3回未満
2. 下剤を使わないとき軟便は稀

（Lacy BE, et al: Gastroenterology, 2016; 150: 1393-1407）

オピオイド受容体があり、そこを活性化することで蠕動運動の抑制、腸液分泌の抑制、水分吸収の亢進が引き起こされ、便秘に至ると考えられています。なお、**μオピオイド受容体は大腸神経終末に存在**し、小腸上皮細胞での存在は不明です。

同じオピオイドであっても腸管蠕動抑制は薬剤によって異なり、図1[5] に示したようにモルヒネは小腸から、オキシコドンは小腸と大腸がほぼ同時に抑制された後に、次第に鎮痛効果が出現しています。一方、フェンタニルは鎮痛効果と同時に小腸、大腸が抑制されています。メサドンは、ルビプロストンによる腸管蠕動回復が認められないことから、ルビプロストンが作用するClC-2クロライドチャネルに関与している可能性が考えられています（図2）[6]。

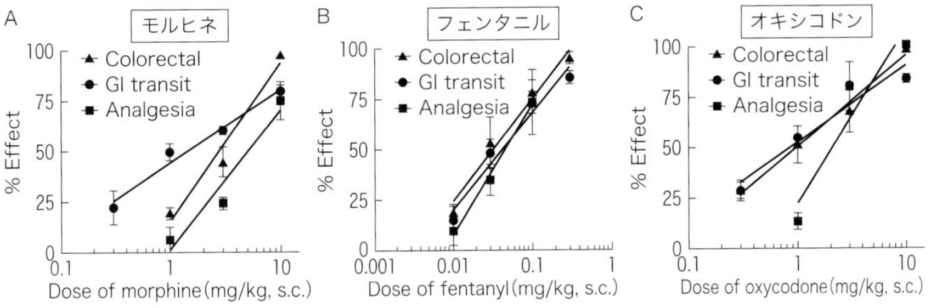

（Mori T, et a: J Pharmacol Exp Ther, 2013; 347: 91-99）

図1　オピオイド誘発性便秘の特徴

オピオイドは鎮痛効果が得られる前から腸管蠕動抑制を発現させている。オピオイド投与から速やかな対処が必要。

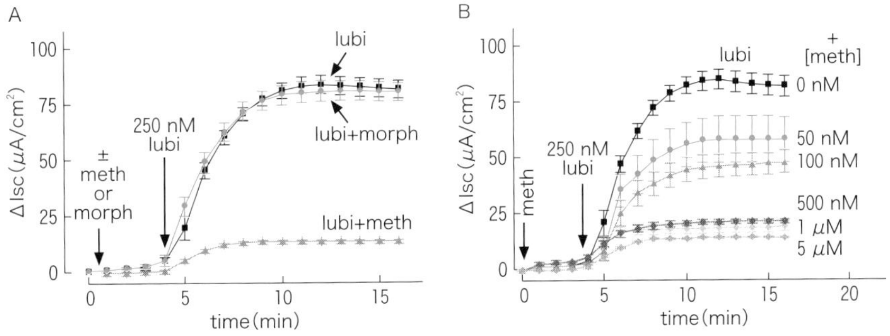

John Cuppoletti, et al.,Cell Biochem Biophys. (2013); 66(1): 53-63. (https://doi.org/10.1007/s12013-012-9406-6) ©2012 The Author(s) . ; Creative Commons Attribution 4.0 International License(http://creativecommons.org/licenses/by/4.0/).

図2　ルビプロストンはメサドンの便秘には効かない

ルビプロストンは、小腸上皮頂端膜に存在するClC-2クロライドチャネルを選択的に活性化するアクチベーター。それによって、腸管内への水分分泌を促進する。しかし、メサドンの便秘には効果が十分ではなく、ClC-2チャネルへ作用している可能性がある。

A．メサドン（meth：▲）は、モルヒネ（morph：●）と異なり、ルビプロストン（lubi）の効果を抑制している。

B．メサドンはルビプロストンを量依存的に効果を抑制している。

3. OIC の治療

腸管に作用する末梢性オピオイド受容体拮抗薬の登場はOICの治療戦略を大きく変えました。

それ以前から、海外で発売されているオピオイド乱用防止を目的とした中枢性オピオイド受容体拮抗薬とオピオイド配合剤は、オピオイド単剤と比較して、便秘が少ないこと、自然な排

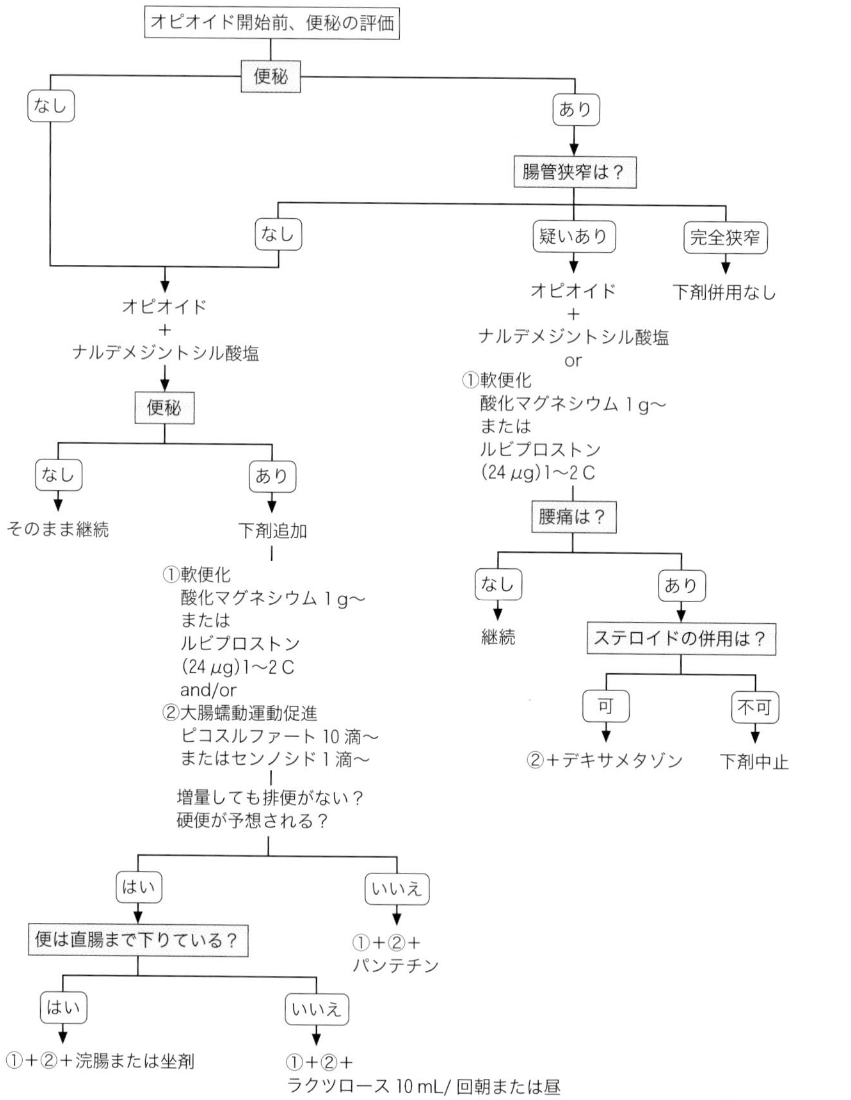

（「有賀悦子：スキルアップがん症状緩和，p.78，2018，南江堂」より許諾を得て改変し転載）

図 3　便秘治療の進め方

オピオイド以外の原因による便秘治療は継続。

便となることが報告されていました[7]。末梢性オピオイド受容体拮抗薬は、腸管上にあるオピオイド受容体に結合し、オピオイドの結合を阻害することで、OIC を治療します。さらに、国内で発売されている本拮抗薬のナルデメジントシル酸塩は、末梢性、つまり、脳血液関門の通過が難しい構造を持つため、中枢遮断による疼痛悪化を回避することができ、より安全性が高いものと考えられています。さらに、オピオイドの増減、オピオイドの種類による便秘のあり方が異なった場合には、従来の軟便化や蠕動運動に作用する薬剤（下剤）では細やかなさじ加減が求められていましたが、末梢性オピオイド受容体拮抗薬は非競合のため 0.2 mg 1 錠の継続投与で、調整の必要がないことも長所といえます。

ただし、末梢性オピオイド受容体拮抗薬は下剤ではないため、**疼痛治療以前から便秘症を持っている患者さんが内服している便秘薬は継続する必要があり**、抗がん剤治療過程において、OIC 以外の便秘の合併を認めた場合は、従来の下剤の併用が必要となってきます。

OIC 患者の便秘の治療の流れを図 3[8] にまとめました。

4. 末梢性オピオイド受容体拮抗薬の腸管内での耐薬症状による下痢

ある一定期間、オピオイド投与した後、本拮抗薬を投与すると受容体からオピオイドが遮断されることによって、それまで蠕動を抑制されていた腸管が急に亢進し、その結果、下痢や悪心を生じる可能性があります。中枢の受容体拮抗ではないため、鎮痛をブロックすることはありません。前述のとおり、本拮抗薬は下剤ではないので、投与継続しても一週間程度で下痢は軽快し自然な排便に移行していきます。つまり、耐薬症状の消退です。

この末梢の耐薬症状は、オピオイドの曝露時間が長く、高用量ほど引き起こされます。**図 1** で示した通り、腸管蠕動は鎮痛効果が得られる前の低用量から抑制が始まっていることがわかっていることから、**オピオイド開始後、速やかに便秘の診断を行い、本拮抗薬の併用を開始**することが医原的な副作用を回避するコツといえます。

◆用語解説

OIC：オピオイドによる副作用の 1 つ。頻度が高く、QOL を落とす原因となる。

末梢性オピオイド受容体拮抗薬：腸管上にあるオピオイド受容体に結合し、オピオイドの結合を阻害することで OIC を治療する。

耐薬症状による下痢：腸管のなかで、オピオイド受容体からオピオイドが急に外れることによって生じる腸管蠕動亢進による下痢。数日間で消失するが、医原的に患者さんに苦痛を与えてしまうことがある。防ぐためには、オピオイド開始後、速やかに末梢性オピオイド受容体拮抗薬の併用を始めること。

【患者例】
78歳、男性。肺がんで抗がん治療を行っていた。背部痛の訴えがあり、精査したところ胸椎に骨転移を認めた。ロキソプロフェン3錠/日を投与しても、疼痛はNRS 5※あり、オピオイドを開始することとなった。併存症として、軽度肺気腫、便秘があり、酸化マグネシウム500 mg/日を内服していた。採血でクレアチニンの上昇は認めなかった。

【処方例】
ロキソプロフェン、3錠/日、分3、朝昼夕食後
オキシコドン、5 mg 2錠/日、分2、12時間ごと
酸化マグネシウム、250 mg 2錠/日、分2、朝夕食後
ナルデメジン、0.2 mg 1錠/日、分1、朝食後
※ NRS：numeric rating scaleの略。痛みを0～10の数字で表現する尺度。

【処方意図】
それまで内服していた便秘薬は中止せず、オキシコドン開始時すでに便秘があることを踏まえ、末梢性μオピオイド受容体拮抗薬であるナルデメジンの併用を行った。

ピットフォール

- **末梢性オピオイド受容体拮抗薬を開始するとき、従来から服用していた便秘薬は中止しない。**
- **オピオイド開始後、末梢性オピオイド受容体拮抗薬はできるだけ速やかに併用開始する。**

参考文献

1）Stefan Müller-Lissner, et al: Pain Med, 2017; 18: 1837-1863
2）M. Pappagallo: Am J Surg, 2001; 182: S11-S18
3）Drossman DA, et al: Rome IV Functional Gastrointestinal Disorders, VolumeII, pp1004-1006, 2016
4）Lacy BE, et al: Gastroenterology, 2016; 150: 1393-1407
5）Mori T, et a: J Pharmacol Exp Ther, 2013; 347: 91-99
6）John Cuppoletti, et al: Cell Biochem Biophys, 2013; 66: 53-63
7）Huang L, et al: J Pain Symptom Manage, 2017; 54: 737-748
8）有賀悦子：スキルアップがん症状緩和．南江堂，東京，p78，2018

2 透析患者における便秘への対応

濱口 晃一
板橋中央総合病院付属アイ・タワークリニック

ポイント

1. 透析患者に慢性便秘症が多い原因として、基礎疾患としての糖尿病や高齢化の進行がある。
2. 水分制限やカリウム制限による食物繊維不足、非透析日に排便を済ませたいなど透析患者特有の事情がある。
3. 刺激性下剤を常用してきた症例を新規の慢性便秘症治療薬に変更するには丁寧な説明と忍耐が必要。

1. 透析患者における便秘症とその背景

現在、わが国には約1,330万人の慢性腎臓病（chronic kidney disease：CKD）患者がいると推定されており、新たな国民病と呼ばれています。これは、20歳以上の成人の8人に1人というとても高い割合です。また、人工透析を受けている患者さんも2018年末時点で34万人まであとわずかとなり、年々その数は増加の一途を辿っています。

2018年版「わが国の慢性透析療法の現況」によると、透析患者の平均年齢は68.75歳、透析導入患者の平均年齢は69.99歳であり、高齢化が徐々に進んでいる状況がうかがえます。また、**透析導入の原疾患では糖尿病性腎症が39.0％と最も多く、1983年の約10％から4倍に**なっています[1]。

高齢化による筋力低下、ADL低下や、原疾患としての糖尿病に起因する腸管神経障害などにより、透析患者には便秘症がかなり多いと考えられます（表1）。透析患者の便秘症についての実態調査によると、**透析患者は水分制限や食物繊維の不足、透析による除水、運動不足、加齢に伴う腸管蠕動力低下などが原因でもともと便秘しやすく、半数以上が便秘で苦しんでいます**。

便秘しやすい要因としては高齢者、女性、持続携帯式腹膜透析（continuous ambulatory

表1　透析患者に慢性便秘症が多い理由

●治療のための水分制限
●カリウム制限のための生野菜や果物の制限による食物繊維不足
●基礎疾患である糖尿病に由来する腸管神経障害
●便秘をきたしやすい薬剤の使用（高リン血症治療薬、高カリウム血症治療薬など）
●高齢者が多く、ADL低下による腹筋力や腸管蠕動運動の低下

表2　慢性便秘症における透析患者特有の事情

●酸化マグネシウムは、高マグネシム血症を起こす恐れがあり使用しにくい。
●透析中に排便のための透析中断（トイレ離脱）を嫌がる傾向が強く、非透析日に排便を済ませておくため、効果発現の早い刺激性下剤を好む。

peritoneal dialysis：CAPD）より血液透析の患者さん、原疾患が糖尿病の患者さんが統計的にも有意に便秘になりやすいとされています[2]。また、透析患者の死亡原因として心血管系のイベントが多いため、便秘によるいきみや努責を回避することはとても重要です。

このように便秘症治療は透析患者にとって重要であるにもかかわらず、その治療薬の選択肢は限られていました（表2）。一般的に第一選択となることの多い酸化マグネシウムは、高度の腎機能障害では高マグネシウム血症をきたしやすいため慎重投与が求められており、そのためやむを得ず刺激性下剤が中心となってきました。また、本来頓用が望ましい刺激性下剤ですが、透析患者では常用するケースが多く、経過が長くなると耐性を生じてしまい、十分な効果が期待できなくなることが問題となっていました。

このような状況のなか、2012年11月に32年ぶりとなる便秘症の新薬としてルビプロストンが発売されました。慢性便秘症の効能・効果を有し、刺激性下剤のように耐性をきたすことがないという特徴を持っている薬剤です。

その後、2017年3月に便秘型過敏性腸症候群薬としてリナクロチドが発売され、2018年8月、慢性便秘症の効能・効果を追加承認されました。2018年4月には同じく慢性便秘症治療薬としてエロビキシバットが、さらに同年11月には、ラクツロース製剤、ポリエチレングリコール製剤が相次いで発売されました。いずれも透析患者に使用することのできる薬剤であり、透析患者の便秘症治療薬の選択肢の幅が大変広がり、それに伴って、従来の刺激性下剤一辺倒の治療からの転換が求められるようになってきました。

食生活や運動、排便習慣の改善などは他の章を参考にしていただき、本稿では透析患者における便秘症治療薬の選択に重点をおいて解説します。

2. 透析患者における各種便秘症治療薬の特徴と使用法

1）酸化マグネシウム

透析患者への酸化マグネシウム製剤の投与は、高マグネシウム血症をきたしやすいため、慎重投与とされています。CKD病期ステージ5（eGFR＜15）の患者さんでは、酸化マグネシウム1.0 g/日以上の投与で、血清マグネシウム値が6 mg/dL以上となる症例が多発し、透析患者への酸化マグネシウム投与量1.0 g/日以上では高マグネシウム血症への厳重な注意が必要であると報告されています[3]。

モニタリングによって血清マグネシウム値の上昇のみられない範囲で、酸化マグネシウムは便秘症治療に有用と考えられますが、高リン血症や高カリウム血症治療薬、骨粗鬆症治療薬など透析患者によく使われる薬剤との薬物相互作用があるため注意が必要です。一方、血液透析患者約 14 万例を対象にした解析において、軽度の高マグネシウム血症（2.7～3.0 mg/dL）の症例で生命予後が最も良好であり、この値から低下すれば、たとえ健常者の基準範囲内であっても心血管死リスクは上昇するという報告もあり[4)]、さらなるエビデンスの蓄積が待たれるところです。

2) センノシド製剤

高マグネシウム血症の観点から酸化マグネシウム製剤が使用しづらいため、消去法的にセンノシド製剤が透析患者の便秘症治療の第一選択薬となってきました。常用により耐性を生じやすくなるため、今後は頓用以外の使用はなるべく控えるほうがよいと考えられます。

3) ルビプロストン

クロライドチャネルアクチベーターであり、小腸からの水分分泌を促進して便をやわらかくする作用を持ち、上皮機能変容薬に分類されます。

透析患者にも使用可能ですが、添付文書に「重度の腎機能障害のある患者では、患者の状態や症状により 1 回 24 μg を 1 日 1 回から開始するなど、慎重に投与すること」と注意喚起がされています。

初期の自験例では 1 日 1 回 24 μg でも過半数の症例が下痢をきたし、非透析日のみ 3～4 日から開始することにより上手くコントロールできるようになりました。その後、半分の用量の 12 μg の製剤が使用可能となり、少ない用量から開始することで突然の下痢を避けるなどの対応がしやすくなってきました。

また、ルビプロストンは空腹時の内服で悪心・嘔吐が出現しやすいため、食後の内服となっています。しかし、下剤は眠前に内服するものという先入観から眠前内服による悪心・嘔吐が出現し、その後の内服を拒否する症例がみられます。従来の下剤とどのように異なるのか、医師やスタッフによる丁寧な説明が大切です。

4) リナクロチド

腸管上皮細胞表面に存在するグアニル酸シクラーゼ C 受容体に結合し、腸管内への水分分泌を促す薬剤で、上皮機能変容薬に分類されます。また、求心性神経の痛覚過敏を改善することにより、腹痛・腹部不快感を改善します。体内にほとんど吸収されないとされ、透析患者にも通常量が使用可能です。しかし、切り替え時や新規処方時には下痢の副作用が発現しやすく、半量やそれ以下から開始すること、丁寧な説明や経過観察などの注意が必要です。食前内服の薬剤です。

5) エロビキシバット

回腸末端の胆汁酸トランスポーターを阻害し、胆汁酸の再吸収を抑制することで、大腸管腔内に流入する胆汁酸の量を増加させ、大腸管腔内に水分量を増加させます。さらに消化管運動を促進させて排便を促す薬剤です。

胆汁酸を利用するため、1 日 1 回食前内服となっています。2 錠（10 mg）から開始し、適宜増減で 1～3 錠の処方が可能です。

上皮機能変容薬に比べて効果がマイルドで下痢の副作用が少ない半面、効果が不十分と評価される患者さんもいらっしゃいます。透析患者には比較的使いやすい薬剤の１つです。

6）ラクツロース製剤、ポリエチレングリコール製剤

ともにガイドラインでは最も推奨度の高い浸透圧性下剤に分類されています。

ラクツロース製剤はスティックタイプで携帯しやすく、**服薬時間に制限がないため透析のタイミングに合わせて服用しやすいという特徴**があります。また、下痢を生じにくいという利点もあります。

ポリエチレングリコール製剤は、粉末を決められた量の水に溶かして服用します。水以外にジュースなどに溶かすこともできます。この製剤も服薬時間に制限はありません。適切な量の水分に溶かした場合、**その水分は腸管で吸収されないため水分量としてカウントする必要はありません**。

おわりに

これまで長期にわたり刺激性下剤を常用してきた透析患者において、刺激性下剤を減量したり、頓用にするために新規の慢性便秘症治療薬に変更しようとしても、長年にわたる習慣や効果に対する不満などで困難な状況に直面することがよくあります。生活・運動指導などに適応できる患者さんには行ってもらったうえで、刺激性下剤の長期連用で生じる耐性などのデメリットを説明し、新規の慢性便秘症治療薬を症状に合わせて使っていくことに同意を得ることが重要です。その際、突然の下痢を起こさないような少量から開始することが大切で、新規投薬に不信感を持たれてしまうとその後の治療に難渋します。

このようなことから、**透析開始前の保存期の段階や透析導入後に初めて便秘症の治療が必要となったときから、刺激性下剤は頓用で使用する薬剤であることをしっかりと説明し、頓用で効果不十分となった場合は常用することなく、新規の慢性便秘症治療薬を症状に合わせて開始することが望ましいでしょう**。

【患者例 1】
57 歳、男性。原疾患は糖尿病性腎症。透析歴 18 年。
慢性便秘症に対し、センノシド製剤 0.5 g/ 包、3～4 包 / 日を常用していたが、効果不十分なため薬剤の追加、変更の希望あり。

【処方例】
センノシド製剤は半量にし、後記の 1 または 2 の製剤を追加処方。
1. ルビプロストン、24 μg 1 カプセル / 日、分 1、朝食後、非透析日のみ
（12 μg 1 カプセルでも可）
または、
2. リナクロチド、0.25 mg 2 錠 / 日、分 1、夕食前
（可能であれば 0.25 mg 1 錠から開始）

【処方意図】
刺激性下剤に耐性を生じている症例と思われる。長期常用している刺激性下剤からの切り替えや、他剤の追加投与は受け入れがスムーズにいかないことが多い。下痢の副作用が出やすいため少量から開始し、徐々に増量していく。透析を中断してトイレに行くことを嫌う傾向が強く、非透析日のみから開始すると上手くいくことが多い。将来的には、センノシド製剤はできるだけ減らしたい。

【患者例 2】
43 歳、女性。原疾患は糖尿病性腎症、透析歴 12 年。
市販の刺激性下剤をたまに内服する程度であったが、最近便秘がひどくなり処方希望あり。

【処方例】
1. エロビキシバット、5 mg 2 錠 / 日、分 1、朝食前
2. ラクツロース製剤、12 g 2 包 / 日、分 2、食事と関係なく服用可能。

【処方意図】
刺激性下剤を連用することのないように処方を考慮。下痢の副作用の少ない薬剤の中から前記の 1 または 2 を選択。症状に合わせて適宜増減していく。

! ピットフォール

- **刺激性下剤を常用してきた症例に新規慢性便秘症治療薬を開始するためには、その必要性について十分説明し、同意を得ることが大切。**
- **下痢で透析中断することのないように少量から開始するとともに、コントロールには長期間かかるので、一緒に治療に取り組む姿勢を示す。**
- **新たに慢性便秘症治療を開始する場合には将来のことを考えて、保存期や透析初期から新規の慢性便秘症治療薬を選択することが望ましい。**

参考文献

1）新田孝作，ほか：透析会誌，2018；51：699-766
2）西原　舞，ほか：透析会誌，2004；37：1887-1892
3）中村忠博，ほか：日本腎臓病薬物療法学会誌，2013；2：3-9
4）Sakaguchi Y, et al: Kidney Int, 2014; 85: 174-181

3 副作用として便秘をきたす薬剤

二神 生爾[1,2]、山脇 博士[2]
[1] 日本医科大学消化器内科、[2] 日本医科大学武蔵小杉病院消化器内科

ポイント

1. 続発性便秘症の一部に薬剤性便秘症がある。
2. 薬剤性便秘症には抗コリン薬、抗パーキンソン病薬、三環系抗うつ薬、などがあげられる。
3. 向精神薬による便秘症は、可能であれば薬剤の減量を行うか、より抗コリン作用の弱い薬剤に変更する。
4. 薬剤性便秘によるものと考えられた場合には、これらの原因薬剤を中止にすることが望ましい。
5. 高齢者で多剤服用者は服薬内容を十分に確認する必要がある。

はじめに

近年、日本は急速に超高齢化しており、社会構造的にも医療面でも大きな変革期を迎えています。*H. pylori* の除菌治療の進展に伴い新規の胃がん患者は緩やかに減少を始めており、大腸がん患者や炎症性腸疾患は増加しています。

また、高齢患者の増加に伴う便秘症患者に対する新規薬剤が、ここ数年の間に続々と登場してきています。しかし、便秘治療薬による治療を開始する前に、続発性の便秘症である薬剤性の便秘症についても検討し、患者さんの内服薬によって生じている便秘症ではないか疑ってみることが重要です。

表1 続発性便秘症の一般的な原因と便秘を引き起こす状態

薬剤	抗コリン薬、三環系抗うつ薬、抗痙攣薬、NSAIDs、オピオイド、ステロイド、抗ヒスタミン薬、降圧薬（カルシウム拮抗薬、α・β遮断薬）、抗パーキンソン病薬、利尿薬、カルシウム含有サプリメント
神経原性・筋原性疾患	アミロイドーシス、筋緊張性ジストロフィー
自己免疫疾患	強皮症、皮膚筋炎
中枢神経疾患	多発性硬化症、パーキンソン病、脳血管障害、脊椎腫瘍
内分泌疾患	糖尿病、甲状腺機能低下症、副甲状腺機能亢進症、慢性腎不全
電解質異常	低カリウム血症、高カルシウム血症
その他	脱水症、便意無視、傍腫瘍症候群、食事形態（低摂取、低食物繊維）、座っていることが多い生活形態など

ここでは、『慢性便秘症診療ガイドライン 2017』[1]を参考にしながら、薬剤性の便秘症について概説します。

表 2　便秘を引き起こす薬剤

薬剤種	薬品名	薬理作用、特性
抗コリン薬	・アトロピン、スコポラミン ・抗コリン作用を持つ薬剤（抗うつ薬や一部の抗精神病薬、抗 Parkinson 病薬、ベンゾジアゼピン、第一世代の抗ヒスタミン薬など）	・消化管運動の緊張や蠕動運動、腸液分泌の抑制作用
向精神薬	・抗精神病薬 ・抗うつ薬（三環系、四環系抗うつ薬、選択的セロトニン再取り込み阻害薬、セロトニン・ノルアドレナリン再取り込み阻害薬、ノルアドレナリン作動性・特異的セロトニン作動性抗うつ薬）	・抗コリン作用 ・四環系よりも三環系抗うつ薬で便秘を引き起こしやすい
抗 Parkinson 病薬	・ドパミン補充薬、ドパミン受容体作動薬 ・抗コリン薬	・中枢神経系のドパミン活性の増加や、ACh 活性の低下作用 ・抗コリン作用
オピオイド	・モルヒネ、オキシコドン、コデイン、フェンタニル	・消化管臓器からの消化酵素の分泌抑制作用 ・蠕動運動抑制作用 ・セロトニンの遊離促進作用
化学療法薬	・植物アルカロイド（ビンクリスチン、ビンデシン） ・タキサン系（パクリタキセル）	・末梢神経障害や自律神経障害 ・薬剤の影響とは異なり癌治療に伴う精神的ストレス、摂取量の減少、運動量の低下なども関与
循環器作用薬	・カルシウム拮抗薬 ・抗不整脈薬 ・血管拡張薬	・カルシウムの細胞内流入の抑制で腸管平滑筋が弛緩する
利尿薬	・抗アルドステロン薬 ・ループ利尿薬	・電解質異常に伴う腸管運動能の低下作用 ・体内の水分排出促進作用
制酸薬	・アルミニウム含有薬（水酸化アルミニウムゲルやスクラルファート）	・消化管運動抑制作用
鉄剤	・フマル酸第一鉄	・収斂作用で蠕動の抑制作用
吸着薬、陰イオン交換樹脂	・沈降炭酸カルシウム ・セベラマー塩酸塩 ・ポリスチレンスルホン酸カルシウム ・ポリスチレンスルホン酸ナトリウム	・排出遅延で薬剤が腸管内に蓄積し、二次的な蠕動運動阻害作用
制吐薬	・グラニセトロン、オンダンセトロン、ラモセトロン	・5-HT_3 拮抗作用
止痢薬	・ロペラミド	・末梢性オピオイド受容体刺激作用

（「日本消化器病学会関連研究会慢性便秘の診断・治療研究会：慢性便秘症診療ガイドライン 2017、p33、2017、南江堂」より許諾を得て掲載）
※ほかに、プロスタグランジン抑制作用のある非ステロイド性抗炎症薬などもある。

1. 薬剤性便秘症をきたす薬剤

慢性便秘症をきたす薬剤は数多く存在しています。**薬剤性便秘症は表1にあるように、続発性便秘症の1つとされています**。

薬剤性便秘症は、高齢者のように薬物代謝が低下している状況や、複数製剤を内服していることが多い場合には注意が必要です。**薬剤性便秘によるものと考えられた場合には、これらの原因薬剤を中止にすることが望ましい**ものの、現実には治療のため該当薬剤を継続せざるを得ない場合が多いといえます。

また、具体的に**便秘をきたす薬剤は表2のように実に多彩で、さまざまな疾患領域にまたがった治療薬であり、具体的には、抗コリン薬、抗パーキンソン病薬、三環系抗うつ薬、カルシウム拮抗薬、非ステロイド性消炎鎮痛薬（non-steroidal anti-inflammatory drugs：NSAIDs）などがあげられます**[1)]。

抗コリン薬に関しては、消化管の平滑筋収縮力を低下させることが知られています。抗パーキンソン病薬や三環系抗うつ薬も同様の抗コリン作用により便秘をきたすとされています。カルシウム拮抗薬は主に直腸やS状結腸における平滑筋の運動障害によって便秘を引き起こすと考えられています。またNSAIDsも、プロスタグランジン代謝産物を介することで高齢者では便秘の原因となることが知られています。

1）抗コリン薬

副交感神経のアセチルコリン（Ach）受容体を競合的に遮断する抗コリン薬は蠕動運動や腸液分泌抑制により便秘を引き起こします。アトロピン、スコポラミン、抗うつ薬、抗パーキンソン病薬、などが該当します。

表3　抗精神病薬と抗コリン作用

		薬剤名	抗コリン作用
定型抗精神病薬		ハロペリドール	＋
		クロルプロマジン	＋＋＋
非定型抗精神病薬	SDA	リスペリドン	−
		ペロスピロン	＋
		ブロナンセリン	−
		パリペリドン	−
	MARTA	クロザピン	＋＋
		オランザピン	＋
		クエチアピン	−
	DPA	アリピプラゾール	−

SDA：セロトニン・ドパミン遮断薬、MARTA：多元受容体作用抗精神病薬、DPA：ドパミン部分作動薬

（Leucht S, et al: Am J Psychiatry, 2009; 166: 152-163を改変）

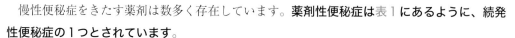

2）向精神薬（抗精神病薬、抗うつ薬）による便秘症

多くの抗精神病薬は抗コリン作用を持つとされています。三環系抗うつ薬は Ach 受容体を遮断し平滑筋の収縮抑制をきたして便秘が発症します。近年、新しい抗うつ薬や抗精神病薬が開発され、抗コリン作用の少ないものも増えてきています。向精神薬と抗コリン作用の程度を表3、表4に提示します[2)]。したがって、**向精神薬による便秘症状が非常に強ければ、また、臨床的に許容範囲内であれば、薬剤の減量を行うか、より抗コリン作用の弱い薬剤に変更することも考慮すべき**でしょう。

3）μオピオイド受容体作動薬

がんの疼痛管理にはオピオイドが不可欠とされる。抗がん剤治療中の患者さんの30～50％、進行がんでは70～90％でオピオイドによる疼痛管理が必要とされています。オピオイドによるオピオイド誘発性便秘症（opioid-induced constipation：OIC）の頻度は高く、オピオイド治療中の患者さんの40～80％が便秘症で悩んでいるとされています。

オピオイド鎮痛薬は脳内のμオピオイド受容体に作用して鎮痛作用を示します。しかし、同時に腸管のμオピオイド受容体にも作用し蠕動を低下させ便秘症状を引き起こします。

モルヒネやオキシコドンは腸管に分布するμ2受容体を活性化し、腸管神経叢におけるアセ

表4　**抗うつ薬と抗コリン作用**

	薬剤名	抗コリン作用
SSRI	フルボキサミン	＋
	パロキセチン	＋
	セルトラリン	－
	エスシタロプラム	－
SNRI	ミルナシプラン	－
	デュロキセチン	－
NaSSA	ミルタザピン	－
5-HT_{2A}遮断薬	トラゾドン	－
四環系抗うつ薬	ミアンセリン	＋
	マプロチリン	＋＋
三環系抗うつ薬	アミトリプチリン	＋＋＋
	イミプラミン	＋＋
	クロミプラミン	＋＋＋
	ノルトリプチリン	＋
	アモキサピン	＋＋＋

SSRI：選択的セロトニン再取り込み阻害薬　SNRI：セロトニン・ノルアドレナリン再取り込み阻害薬
NaSSA：ノルアドレナリン・セロトニン作動性抗うつ薬
〔World federation of Societies of Biological Psychiatry: Treatment Guidelines and Consensus Paper（http://www.wfsbp.org/educational-activities/wfsbp-treatment-guidelines-and-consensus-papers.html）（2020年7月6日アクセス）より〕

チルコリンの遊離を抑制し、蠕動運動能の低下が生じるとされています[3]。

モルヒネでは小腸の運動抑制、オキシコドンでは小腸、大腸の運動抑制が生じるとされています。

2. 薬剤性便秘症患者の治療と注意点

前述のように、**とくに高齢者においては**実にさまざまな背景疾患を抱えており複雑な病態や要因が絡み合っていることが多いといえます。このため、**まずは詳細な問診により背景疾患と内服薬とを確認し、薬剤による便秘症ではないか確認することが肝要**です。

【患者例】
74歳、男性。パーキンソン病で通院中の方。パーキンソン病の治療のため治療薬エンタカポン※を増量。これまで内服として酸化マグネシウム3.0 g/日、ルビプロストン24 μg/日内服中の方。硬便と腹痛、腹満感のため消化器内科を紹介受診された。
パーキンソン病の治療薬エンタカポンを減量すると症状が増悪するため、治療薬エンタカポンを維持したまま、上皮機能変容薬を増量し、後記の処方で便秘症状の改善をみた。

【処方例】
ルビプロストン、48 μg/日、分2、朝夕食後
リナクロチド、0.25 mg/日、分1、朝食前
酸化マグネシウム、3.0 g/日、分3、朝昼夕食後
酪酸菌配合剤錠、3錠/日、分3、朝昼夕食後

※：L-ドパの主たる代謝酵素はドパ脱炭酸酵素（dopa decarboxylase：DDC）であるが、DDC阻害薬のカルビドドパやベンセラジドとの合剤の使用により副経路であるCOMT（catechol-O-methyl-transferase）系が末梢のドパ代謝に重要な役割を占めるようになった。エンタカポンはCOMT阻害薬であるが、COMT活性を阻害することにより、ドパの血中半減期を延長させることが可能となる。このように、L-ドパの半減期を延ばし効果持続時間を延長する効果がある。

ピットフォール

- **高齢者では多剤を内服していることが多く、薬剤性便秘をまず否定するために、服薬内容を十分に確認する必要がある。**

参考文献

1）日本消化器病学会関連研究会慢性便秘の診断・治療研究会：慢性便秘症診療ガイドライン2017，南江堂，東京，2017.
2）Leucht S, et al: Am J Psychiatry, 2009; 166: 152-163
3）的場元弘監修：緩和ケアにおける便秘の理解とケア．インターサイエンス社，東京，2006

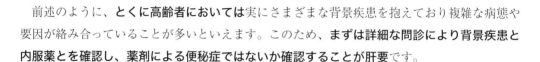

第4章

便秘の治療

1 食習慣の改善

髙木 智久、鎌田 和浩、内藤 裕二
京都府立医科大学大学院医学研究科消化器内科学

ポイント

① 食習慣を含めた生活習慣の改善は慢性便秘症マネジメントの第一歩。
② 朝食を含めた規則正しい食事習慣が慢性便秘症改善につながる。
③ 食物繊維摂取、水分摂取が便性状の改善につながる。

はじめに

慢性便秘症患者の食習慣や運動習慣などの生活習慣を見直すことは、慢性便秘症状のマネジメントの第一歩です。とくに、排便習慣に食習慣が密接に関係していることはよく知られていることであり、その生活習慣を見直すことは実臨床では重要な課題です。一方、「生活習慣の改善」による慢性便秘症治療の有効性を担保するエビデンスは限られているのが現状です。実際に『慢性便秘症診療ガイドライン 2017』においても、「慢性便秘症に生活習慣の改善は有効か？」というクリニカルクエッションが設けられ、それに対するステートメントとして「適切な食事や運動、腹壁マッサージは慢性便秘症の症状改善に有効であり行うことを提案する」と記述されています[1)]。しかしながら、エビデンスレベルはCと低く設定されており、「生活習慣の改善」と慢性便秘症の改善に関するエビデンスが十分ではないことがうかがえます。本稿では、便秘症治療における食習慣改善の方向性について触れていきます。

1. 食事習慣

食事に伴う胃結腸反射による便意の出現は、朝食後に最も強く誘発されることが知られており、**朝食の摂取は排便習慣の確立には重要**です。また、朝食欠食者では、後に触れる食物繊維や水分の摂取が不十分になりやすいことも便秘症状につながる可能性があります。さらに、若い女性に多くみられる極端な偏食や過度のダイエットに伴う食事量の減少は、腸管内容物の減少につながり、腸管蠕動刺激の減少をきたすために便秘傾向になりがちです。**慢性便秘症患者に対しては、規則正しい食事習慣を含めて食事量の指導も必要**となります。

2. 食物繊維

食物繊維は便秘症状との関係で最も良く研究されている栄養素であり、一般的には「ヒトの消化酵素で消化されない食物中の難消化性成分の総体」、すなわち「小腸で消化されない炭水化物」と定義されています。食物繊維は不溶性食物繊維と水溶性食物繊維に分類され、不溶性食物繊維は糞便量を増加させて腸管の蠕動を亢進させることが知られています。一方、水溶性食物繊維は腸内細菌の発酵を受け、酢酸、酪酸、プロピオン酸等の短鎖脂肪酸を生成するとともに腸内細菌叢の整容作用を有し、さまざまな機能性を発揮することが知られています。食物繊維摂取によるさまざまな疾病予防効果は広く知られているところであり、その摂取が推奨されています。

食物繊維摂取による便秘症に対する効果は多くの報告があり、その有効性に対しては肯定的なものが多くあります。しかしながら、日本人の食物繊維摂取量は、食生活の欧米化やライフスタイルの変化に伴い、年々減少していることが報告されています。1950 年代には 1 人あたり 1 日 20 g を超えていた食物繊維平均摂取量は、近年では 1 日 14 g 前後にとどまると推定されています（図 1）[2]。食物繊維には便秘症のみならず、脂質異常症・肥満・糖尿病などの生活習慣病や大腸がんなどの腸疾患に対する予防効果も確認されており、厚生労働省から示されている「日本人の食事摂取基準（2020 年版）」では、18 歳以上男性 21g、女性 18g（65 歳以上男性 20g、女性 17g）以上の摂取が推奨されています。米国でも食物繊維摂取量を 1 日 3 g 増加させると、約 20 億ドルの便秘症にかかわる医療費が節約され、1 日 25 g/ 日の食物繊維を摂取すると、約 127 億ドルの医療費が節約されることが報告され、食物繊維の摂取が推奨されています[3]。一方、慢性便秘症の改善と食物繊維の摂取量が常に相関しているわけではないこと、過剰な食物繊維の摂取は便秘症状を増悪させることもあることから、食物繊維の摂取が有

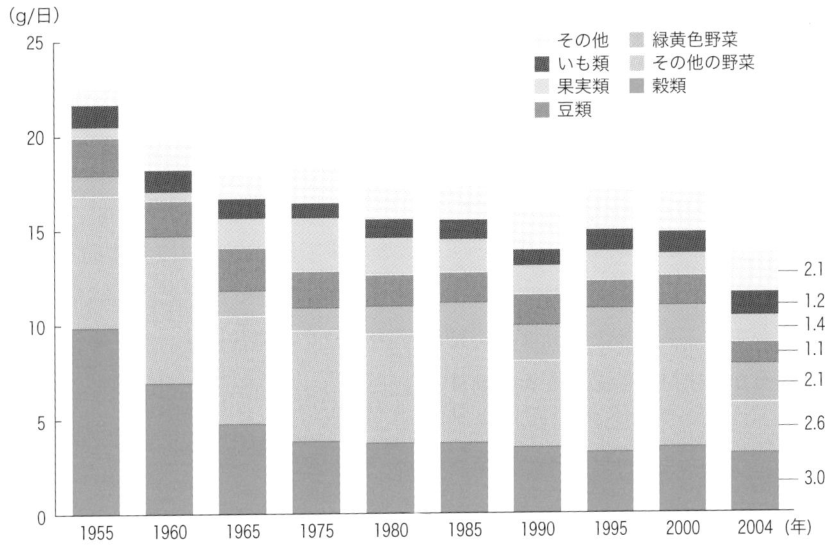

（内藤裕二：いつも同じ便秘薬を処方するあなたへ　エキスパートが贈る　便秘薬との向き合い方. 金芳堂, 京都, 2019 より引用）

図 1　日本人の食物繊維摂取量の推移

表1　1回の食事における摂取量当たりの食物繊維の量

穀類	ゆでそば［4.0/200］、中華めん（ゆで）［2.60/200］、米粒麦［1.74/20］、ゆでうどん［1.60/200］、精白米［0.50/100］
いも類	さといも（水煮）［1.68/70］、じゃがいも（生）［1.30/100］
豆類	大豆（乾）［6.84/40］、えだまめ（ゆで）［1.84/40］、おから［3.88/40］、いんげんまめ（乾）［3.86/20］、あずき（乾）［3.56/20］、きな粉［3.38/20］、糸引き納豆［2.68/40］
野菜類	ごぼう（ゆで）［2.44/40］、切り干し大根［4.14/20］、グリーンピース（ゆで）［3.44/40］、めキャベツ（ゆで）［2.08/40］、にんじん（ゆで）［2.03/70］、さやいんげん（生）［0.96/40］
果物類	干しがき［9.8/70］、りんご［1.50/100］、バナナ［1.10/100］
きのこ類	生しいたけ（ゆで）［1.88/40］
海藻類	ひじき［4.33/10］、生わかめ［0.72/20］
その他	ポップコーン［3.71/40］、甘ぐり［5.95/70］、かんぴょう（乾）［3.01/10］、ごま（乾）［1.08/10］

［食物繊維（g）/1回の食事当たりの各食品の摂取目安（g）］

（日本食物繊維学会編集委員会編：食物繊維—基礎と応用．第一出版，東京，p239，2008改変）

効なのは、その摂取量が不足している便秘症患者のみであるとも報告されています[1)]。日本人では小麦由来の食物繊維よりも米やおからを含む豆類由来の食物繊維が便秘予防に有効であるといった報告も存在しますが、実際の診療では、**適度な水分摂取とともに推奨量に対して不足している食物繊維を補う食生活を促すことが重要**です（表1）[4)]。

3. マグネシウム摂取

酸化マグネシウムが治療薬剤として用いられるように、食事で摂取されるマグネシウムにも便秘症状の改善が期待されます。実際に、マグネシウム摂取量が少ないと排便回数の減少に繋がることが報告されており[5)]、マグネシウム含有量の多い食品の摂取により排便回数や便形状が改善することが報告されています。「日本人の食事摂取基準（2020年版）」では、マグネシウム摂取推奨量が示されていますが（例えば30～49歳の男性では370 mg、女性では290 mgの摂取が推奨）、平成29年度国民健康・栄養調査結果では、わが国におけるマグネシウム摂取量は推奨量に対し、男性で約63%、女性では約71%の摂取にとどまっていることが示されており、不足がちなミネラルといえます。**便秘症状を呈する場合には、マグネシウムが十分に摂取できているかを検証する必要があります**。

4. 水分摂取

腸管には、食事による摂取、胃液や胆汁といった消化液を含め1日約8～10 Lの水分が流入し、そのうち6～8 Lは小腸で吸収され、1～2 Lは大腸で吸収され、便が形作られます。最終的に、糞便として排出される水分は全体の1%程度です。便秘症患者に水分摂取の励行は一般によく行われている生活指導ですが、水分摂取の低下が便秘症状と関連することは明らかにされているものの、積極的な水分摂取による慢性便秘症状の改善効果については十分には明らかにされていません。水分摂取（2ヵ月間2Lの水分負荷）による便秘症状の改善をみた研究では、水分負荷により便回数の増加が認められましたが、負荷した水にマグネシウムが含まれていることが少なからず影響しているものと考えられ、水分負荷を対象とした臨床試験の難しさが垣間見えます[6]。一方、食物繊維の摂取に併せて水分摂取を増加させると便形状がやわらかく変化したとする報告もなされており、現状では慢性腎不全患者や慢性心不全患者のように水分制限が必要な病態でない限りは、水分摂取を促しても問題はないと考えられます[2]。

5. プロバイオティクス

ヨーグルトなどの乳酸菌食品が便秘症症状に対して有効であることが知られています[7,8]。プロバイオティクス（probiotics）についても、別項でその詳細に触れますが、慢性便秘症に対して国内外で種々の試験が実施されており、腸管通過時間、排便頻度、便形状を改善させる可能性が示されています[9]。『慢性便秘症診療ガイドライン 2017』において、「慢性便秘症にプロバイオティクスは有効か？」というクリニカルクエッションに対して、「慢性便秘症患者においてプロバイオティクスは排便回数の増加に有効であり、治療法として用いることを提案する」とエビデンスレベルBで記載されています[1]。便秘症治療薬として有効性が確立されたプロバイオティクスは存在しませんが、わが国では発酵食品を摂る食生活様式が浸透しており、プロバイオティクスに対する期待値は高いものと思われます。

6. FODMAP 制限食

また、FODMAP 食についても紹介します。FODMAP とは、Fermentable（発酵性）、Oligosaccharides（オリゴ糖）、Disaccharides（二糖類）、Monosaccharides（単糖類）、Polyols（ポリオール）の小腸内で消化・吸収されにくい糖類の総称です[10]。FODMAP 制限食とは、①発酵食品、②オリゴ糖、③二糖類、④単糖類、⑤ポリオール、の5系統の食品を極力摂取しないようにする食事療法のことであり、過敏性腸症候群（IBS）などの機能性胃腸症や不快な消化器症状に対して有効性が報告されています。FODMAP 食と慢性便秘症の関連を検討した報告はありませんが、便秘型を含んだ IBS 患者を対象とした FODMAP 制限食による有効性を検証した研究がいくつか報告されており、IBS の症状全般に対して有意な改善効果が示されています[11]。しかしながら、便秘症状に対する検証としては十分ではなく、今後、慢性便秘症に対する良質のエビデンスが蓄積されることが望まれます。

おわりに

慢性便秘症は、さまざまな原因で起こる病態であり、その背景には種々の疾患を合併していることが少なくありませんが、食習慣を含めた生活習慣の改善についてはどのような病態においても最初の治療アプローチとして試されるべき治療となります。必ずしもエビデンスレベルの高い臨床研究結果は多くありませんが、食事習慣や食事内容に関連して便秘症状が増悪する可能性があることを患者さんと十分に認識を共有したうえで、食事指導や薬物治療を組み合わせて症状改善効果を上げることが重要であると考えます。

◆用語解説

短鎖脂肪酸：炭素数が6以下の脂肪酸の総称であり、酢酸、プロピオン酸、酪酸などが含まれ、ヒト腸管内で腸内細菌による食物繊維醗酵の最終代謝産物として生成され、大腸上皮細胞や宿主のエネルギー源になるとともに、腸内細菌叢の調整作用を発揮する。

! ピットフォール

- **食習慣の改善は慢性便秘症治療の第一歩。**
- **薬物療法による治療効果が得られないときにも食生活習慣の再確認を。**

参考文献

1）日本消化器病学会関連研究会慢性便秘の診断・治療研究会：慢性便秘症診療ガイドライン 2017，南江堂，東京，2017
2）内藤裕二：いつも同じ便秘薬を処方するあなたへ　エキスパートが贈る　便秘薬との向き合い方．金芳堂，京都，2019
3）Schmier JK, et al: BMC public health, 2014; 14: 374
4）日本食物繊維学会編集委員会編：食物繊維―基礎と応用．第一出版，東京，p239，2008
5）Murakami K, et al: Eur J Clin Nutr, 2007; 61: 616-622
6）Black CJ, et al: Med J Aust, 2018; 209: 86-91
7）Magro DO, et al: Nutr J, 2014; 13: 75
8）Ozaki K, et al: Int J food sci Nutr, 2018; 69: 762-769
9）Miller LE, et al: World J Gastroenterol, 2013; 19: 4718-4725
10）Barrett JS, et al: Therap Adv Ggastroenterol, 2012; 5: 261-268
11）Rao SS, et al: Aliment Pharmacol Ther, 2015; 41: 1256-1270

2 運動習慣・睡眠

小林 由美恵、藤原 靖弘
大阪市立大学大学院医学研究科消化器内科学

ポイント

① 年齢とともに便秘の有訴者は増加する。
② 加齢により生理的機能が低下し、生活習慣の変化や併存疾患により便秘が起こりやすくなる。
③ 腹壁マッサージや30分以上のウォーキングなど、適度な運動は腸管を刺激して蠕動を促進する。
④ 十分な睡眠と規則正しい時間の起床・就床は、朝の排便を起こしやすくする。
⑤ 生活習慣の改善は、便秘の悪化を防ぎ、薬物治療の効果を向上させる可能性がある。

はじめに

2016年度のわが国における国民生活基礎調査によると、便秘の有訴者率は女性が4.6%、男性が2.5%と女性の方が多くなっています。しかし、**年齢とともに男性の有訴者も増加し、80歳以上では男女でほぼ同等**です[1)]。また**便秘の訴えは70歳以上の約1割にみられ、高齢者に多い**です。便秘の治療は生活習慣の改善、薬物治療がメインとなりますが、本稿では運動習慣と睡眠について述べていきます。

1. 排便の要素

排便の動作には3つの要素があります。1つ目は腸管蠕動です。便を肛門へ輸送させるために腸管が蠕動運動し、便意を起こします。2つ目はいきみと呼ばれるものです。直腸に輸送された便は、腹筋の収縮や横隔膜の吸気性緊張によって腹圧が高まることで、体外へ押し出されます。3つ目は排便時の姿勢です。前屈みの姿勢は、直腸と肛門の角度が緩やかになり、腹圧をかけたときに便がスムーズに押し出されるのに適しています。

2. 高齢者と便秘

高齢者の便秘は、加齢による食事量や日常生活動作の低下に加え、生理的機能が低下するために起こります。また消化管腫瘍や大腸憩室炎による癒着などの器質的疾患の増加や、糖尿病、脳血管障害など併存疾患により症候性に起こるものや、薬剤に起因する場合もあります。

加齢による生理的機能の低下とは、腸管筋層の萎縮や蠕動運動の低下、直腸の感覚閾値の変化による排便反射の低下があげられます。また、排便動作に関与する腹筋・横隔膜・骨盤底筋群などの筋力が低下することで、腹圧が低下し直腸と肛門の角度を保つ力も低下します。さらに生活スタイルと精神面の変化による食事量の低下は、食物繊維や水分摂取の低下につながります。

3. 運動と便秘

身体活動は便秘と関連があり、**運動によって大腸の蠕動が刺激され、大腸の通過時間は短縮されます**。運動中は交感神経が優位となり、腸管運動は抑制されていますが、運動後は逆に副交感神経が優位となり、腸管運動が促進されるためといわれています[2)]。

2017年に発行されたわが国の慢性便秘症のガイドラインでは、適切な食事や運動、腹壁マッサージは慢性便秘症の症状改善に有効であり行うことを提案しています。しかし、推奨の強さは2（弱い推奨）であり、エビデンスレベルは高くありません[3)]。

しかし、高齢者施設の入所者における便秘に関連する因子についての検討では、歩行距離が0.5 km/日未満だと便秘のリスクが増加するという結果があります[4)]。

また、米国からの報告では女性を対象にしたアンケート調査によると、毎日中等度の身体活動がある女性は便秘の有病率が低いという結果でした[5)]。Gao Rらの系統的レビューおよびメタ解析では有酸素運動が便秘症状の改善に有効であったと報告されています[6)]。わが国では、北日本で40歳以上の男女を対象にしたアンケート調査において、ウォーキングは男性の便秘の予防因子であったと報告されています[7)]。さらに、45歳以上の男女に行われた無作為化比較試験では、運動と大腸通過時間の関係について検討されており、これによると毎日30分のウォーキングによって便の硬さと大腸通過時間の両方が改善されました[8)]。このように運動量が低下している場合には、運動は便秘の改善に効果があると思われます。

その他の具体的な運動について、実際に便秘の効果が検証されていないものもありますが、よく紹介されているものをあげます（図1）。腹式呼吸や、両手で臍のあたりから「の」の字を描くように腹部をマッサージする方法、腹部をひねる動作は腸管を刺激して蠕動を起こしやすくします。また、**激しい運動よりも有酸素運動を30分以上行うことが腸管の蠕動を促進**します。腹筋を意識した運動は、いきむことで腹圧を高めることに効果がある可能性があります。とくに高齢者においては、筋力低下によって腸管蠕動も低下しやすいため、運動は大腸を刺激して便秘を起こりにくくする効果が期待されます。転倒のリスクを考慮しながら、個々の活動レベルに応じて座位や臥位でも行える体操が望ましいと思われます。

4. 睡眠と便秘

便通状態は睡眠と覚醒のリズムと同様のサーカディアンリズムを有しているといわれていま

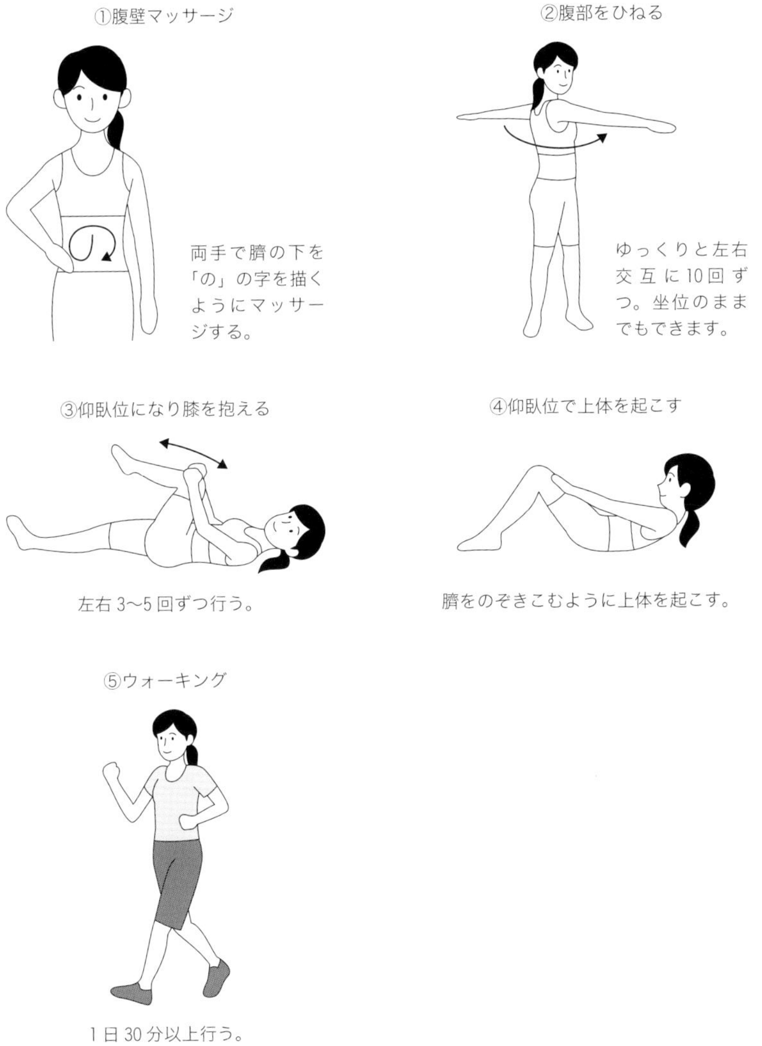

①腹壁マッサージ
両手で臍の下を「の」の字を描くようにマッサージする。
②腹部をひねる
ゆっくりと左右交互に10回ずつ。坐位のままでもできます。
③仰臥位になり膝を抱える
左右3〜5回ずつ行う。
④仰臥位で上体を起こす
臍をのぞきこむように上体を起こす。
⑤ウォーキング
1日30分以上行う。

図1　**便秘に有効と思われる運動**

す。睡眠時には大腸の蠕動は低下しますが覚醒時には亢進しています。

睡眠と便通状態の関係について、東京圏在住の20〜45歳の女性を対象にした疫学調査によると、便通不良の群は便通良好の群と比較して、睡眠随伴症（ねぼけ、金縛り、恐怖性入眠幻覚）の出現が高く、睡眠の質が低下していました。また、睡眠時間は便通不良の群のほうが短縮しており、就床時刻や起床時刻、睡眠時間の不規則性も便通不良の群で高くなっていました[9]。

もともと**排便は朝に起こりやすい**とされています。これは、**十分な睡眠をとった後に食物が**

胃に入ると胃－結腸反射が最も強く起こるのが朝だといわれているからです[10]。便意をもたらす腸管蠕動の起こるきっかけが胃－結腸反射です。朝に摂取された食物が食道から胃に入り胃壁が伸展されると、結腸に蠕動運動が発生します。胃壁が大きく進展されると胃－結腸反射は生じやすくなり、摂取される食物の量が多いほど、反射が生じやすいとされています。また、食前の空腹時間が長いほど反射が大きくなります。つまり、睡眠時間の短縮、朝食の摂取量が少ない、欠食頻度が高いと、胃－結腸反射は起こりにくくなり、便秘になりやすいと考えられます。したがって、**十分な睡眠をとり、決まった時間に起床して適度に朝食を摂取することは、排便習慣を身に着けるうえで望ましい**のです。

まとめ

便秘の原因は多岐にわたるため、器質的疾患の有無を精査し、機能性の排便障害の可能性がある場合に、治療として最初にあげられるのが生活習慣の改善です。生活習慣の改善には、薬物治療と異なり即効性はないかもしれません。しかし、年齢や個人の身体活動レベルに合わせて運動し、十分な睡眠と規則正しい起床・就寝を心掛けることで、便秘の悪化を防ぐことはできます。生活リズムを整えることで、薬物治療の効果も上がる可能性があります。

便秘は生活の質を低下させるため、個人に合わせた生活習慣の改善を行うことが望ましいと思われます。

! ピットフォール

- **高齢者の便秘には個人の活動レベルに応じて行える体操が望ましい。**

参考文献

1）厚生労働省：平成28年国民生活基礎調査の概況
https://www.mhlw.go.jp/toukei/saikin/hw/k-tyosa/k-tyosa16/index.html（2020年7月6日アクセス）
2）Oettle GJ: Gut, 1991; 32: 941-944
3）日本消化器病学会関連研究会慢性便秘の診断・治療研究会：慢性便秘症診療ガイドライン2017．南江堂，東京，2017．
4）Kinnunen O: Aging, 1991; 13: 161-170
5）Dukas L, et al: Am J Gastroenterol, 2003; 98: 1790-1976
6）Gao R, et al: Scand J Gastroenterol, 2019; 54: 169-177
7）Nakaji S, et al: Eur J Nutr, 2002; 41: 244-248
8）De Schryver AM, et al: Scand J Gastroenterol, 2005; 40: 422-429
9）小野茂之：女性心身医学，2005；10：67-75
10）細田誠弥：順天堂医，2004；50：330-337

3-1 浸透圧性下剤（塩類下剤）

森 英毅
ルーヴェン・カトリック大学消化器病トランスレーショナルリサーチセンター

ポイント

① 硬便例を対象にマグネシウム製剤を使用して便を軟化させる。
② 腎機能低下例でのマグネシウム製剤の投与はとくに慎重に行い、血中マグネシウム濃度をチェックする。
③ 透析例ではマグネシウム製剤の投与は基本的に行わない。

1. 塩類下剤による瀉下作用機序

実臨床で便秘に使用される塩類下剤として、酸化マグネシウム、水酸化マグネシウム、硫酸マグネシウムがあり、大腸内視鏡検査の前処置用下剤としてクエン酸マグネシウムが使用されます。また、生薬の芒硝は硫酸ナトリウム十水和物が主成分であり、桃核承気湯、防風通聖散、調胃承気湯などに配合されています。それらには大腸刺激作用を有する大黄も含まれるため、便秘に対する相乗効果を有しています。

マグネシウム製剤は胃内で胃酸と反応することで、塩化マグネシウム（$MgCl_2$）に変化します。さらに、塩化マグネシウムは、十二指腸で膵液内の炭酸水素ナトリウム（$NaHCO_3$）によって、重炭酸マグネシウム（$Mg(HCO_3)_2$）に変化し、最終的に炭酸マグネシウム（$MgCO_3$）となります。**重炭酸マグネシウムおよび炭酸マグネシウムは腸管内腔液の浸透圧を高めることにより、腸管内腔への水分の移行を促し、便の水分含有量を増加させます**。また、膨張した便が腸管壁を刺激し、腸管運動を惹起します。

大黄、センナなどの刺激性下剤であるアントラキノン系薬剤は連用により耐性が生じるのに対して、**マグネシウム製剤は連用によって耐性が生じることはありません。とくに酸化マグネシウムは使い勝手がよく、安全性も高く、安価であるため便秘治療の第一選択薬として使用されます**。

2. 塩類下剤の実際の用法

塩類下剤はその作用機序から、硬便を軟化させることに重点が置かれるため、まず問診で便の固さ・排便回数について聴取することが重要です。実臨床ではブリストル便形状スケールを用いて評価を行うことが客観的な指標として有用です（第1章-1、5ページ図1参照）。塩類下剤としては、酸化マグネシウムを使用するケースが大半です。酸化マグネシウムは添付文書では「緩下剤として使用する場合：酸化マグネシウムとして、通常成人1日2gを食前または食後の3回に分割経口投与するか、または就寝前に1回投与する。なお、年齢、症状により適宜増減する」と記載されていますが、1日2gは過量であることが多く、**1日1g程度分2もしくは分3で開始し、症状によって適宜調整します**。剤型としては250 mg錠、330 mg錠、500 mg錠を採用しているケースが多いため、330 mg 3錠分3もしくは250 mg 4錠分2で処方します。粉末剤では、より繊細なコントロールが可能ですが、必要性は多くありません。1日250 mgでも十分効果を感じる症例がある一方で、1日2gでも十分な改善効果が得られないケースもまれながら存在します。

現在は、刺激性下剤のほかに、新しい機序の便秘薬であるルビプロストン、リナクロチド、エロビキシバットが、ほかの機序の浸透圧下剤である高分子化合物（ポリエチレングリコール）も使用可能であり、極量を超えた酸化マグネシウムを使用する必要性はほぼなくなったといえるでしょう。後述する高マグネシウム血症を避けるためにも、用法内での使用が推奨されます。

3. 酸化マグネシウム使用上の注意点─とくに高マグネシウム血症

酸化マグネシウムは比較的安全な薬剤ですが、**重大な副作用として高マグネシウム血症があげられます**。血中マグネシウム濃度の正常値は1.8～2.4 mg/dLであり、通常腎臓により厳密にコントロールされています。血中マグネシウム濃度が3.0 mg/dLで高マグネシウム血症と定義されますが、高マグネシウム血症は、腎機能障害あるいはマグネシウムの投与がない場合に生じることはまれです。血中マグネシウム濃度が5.0 mg/dL以上に達する場合には嘔気・嘔吐、頭痛、めまい、皮膚紅潮などの症状が、10 mg/dLを超えると傾眠傾向、四肢・呼吸筋の麻痺、麻痺性イレウス、低血圧、徐脈を生じ、さらに呼吸不全、重度の不整脈、心停止を起こします[1)]。

近年、厚生労働省より医薬品安全性情報において、酸化マグネシウムによる高マグネシウム血症についての注意喚起がなされました。内容としては、「高齢者（65歳以上）や便秘症の患者は、腎機能が正常な場合や通常用量以下の投与であっても重篤な転帰をたどる例が認められる。高マグネシウム血症に関する注意喚起に、必要最小限の使用にとどめること、長期投与に加え、高齢者へ投与する場合には定期的に血清マグネシウム濃度を測定するなどとくに注意すること、初期症状があらわれた場合には、服用を中止し、直ちに受診するよう患者に指導する」と記載されている[2-4)]。

しかし、実臨床でどの程度の危険性があるのかは確たるエビデンスが示されていなかったため、筆者らは国立病院機構東京医療センターで酸化マグネシウム内服例における高マグネシウム血症の発生について、後方視的検討を行いました[5)]。内服例（2,176例）の内、血液検査において78%で血清クレアチニン（腎機能）が評価されていましたが、一方で血中マグネシウム濃度が評価されていた症例は、わずか9%にとどまっていました。血中マグネシウム濃度、血清クレアチニンが評価されていた症例を対象に解析を行ったところ、全体の5%に高マグネシウム血症を認めました。腎機能による解析では、血中マグネシウム濃度は有意に腎機能低下とともに上昇していました。糸球体濾過量（GFR）による腎機能区分G1（≧90 mL/min/1.73 m²）、G2（60-89 mL/min/1.73 m²）の場合、血中マグネシウム濃度は2.06±0.23 mg/dL、2.11±030 mg/dLとほぼ正常範囲内に収まっているのに対して、G4（15-29 mL/min/1.73 m²）、G5（<15 mL/min/1.73 m²）では、2.46±0.58 mg/dL、2.60±0.99 mg/dLと平均値が正常上限を上回っていました（図1）。1日内服量と血中マグネシウム濃度の解析では、有意に1日内服量と血中マグネシウム濃度が正に相関していることが示されました（図2）。

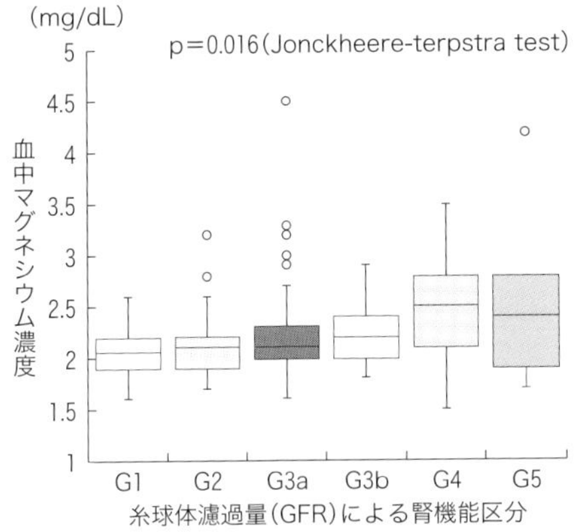

(Mori H, et al: J Clin Biochem Nutr, 2019; 65: 76-81)

図1　腎機能と血中マグネシウム濃度の関係

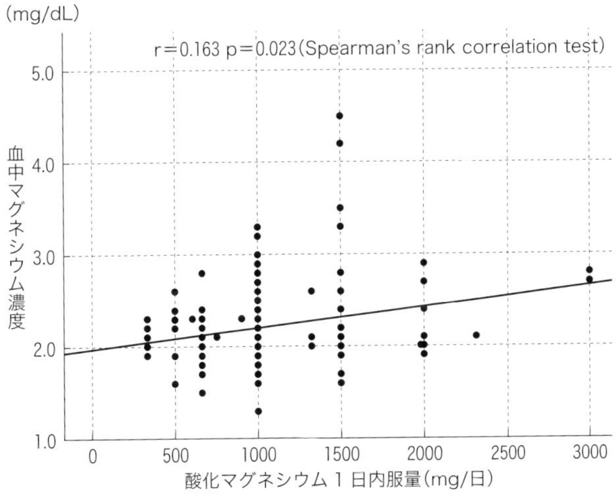

(Mori H, et al: J Clin Biochem Nutr, 2019; 65: 76-81)

図2　酸化マグネシウム１日内服量と血中マグネシウム濃度の関係

一方で、年齢、内服期間は血中マグネシウム濃度と有意な相関関係を認めませんでした。これらの結果から、**酸化マグネシウム服用症例での高マグネシウム血症のハイリスク症例は腎機能低下例および1日内服量が比較的多い集団であることが明らかになりました**。一般的に酸化マグネシウムは安全な薬剤とみなされ、血中マグネシウム濃度をモニターされていないケースが少なくありません。ルーティンで血液検査自体は行われているケースが多いだけに、定期的なモニタリングは医師の心がけ1つで可能となります。また、**症状を訴えることができる症例では重篤なレベルに至るまでに嘔気、頭痛などの症状をきたすと考えられるため、注意深く問診を行うことも重要です**。

マグネシウム製剤に併用を注意する必要がある薬剤として、テトラサイクリン系抗生物質、ニューキノロン系抗生物質、ビスホスホネート製剤はマグネシウムとキレートを形成し、効果が減弱する可能性があるため、内服する必要性がある場合は内服時間を調整します。ほかに効果が減弱する可能性がある薬剤としては、ジギタリス製剤、アレルギー薬のフェキソフェナジン、スタチン製剤のロスバスタチン、高カリウム血症改善イオン交換樹脂製剤などがあげられます。逆に活性化ビタミンD3製剤は高マグネシウム血症を、大量の牛乳、カルシウム製剤はミルクアルカリ症候群による高カルシウム血症、アルカローシスをきたす可能性があるため注意を要します。プロトンポンプ阻害薬（PPI）などの酸分泌抑制薬は、胃内で酸化マグネシウムが胃酸と反応して、塩化マグネシウムへと変化する過程を阻害するため、効果が減弱する可能性があります。

◆用語解説

ブリストルスケール：英国ブリストル大学のHeaton博士より提唱した大便の形状と硬さで7段階に分類する指標。一般的にスコアが1～2は硬便、3～5が正常の便、6～7が軟便・下痢便とされる。スコア4を目標に治療を行う。

ⓘ ピットフォール

- **患者さんが便秘といっても必ずしも硬便ではない。塩類下剤使用前には、便形状の評価が必須である。**

参考文献

1）Khairi T, et al: Case rep nephrol, 2014; 2014: 560746
2）The Japanese Ministry of Health, Labour and Welfare (2015), "Revision of Precautions Magnesium oxide", http://www.pmda.go.jp/files/000219708.pdf（2020年7月6日アクセス）
3）The Japanese Ministry of Health, Labour and Welfare (2015), "Summary of investigation results Magnesium oxide", http://www.pmda.go.jp/files/000207920.pdf（2020年7月6日アクセス）
4）厚生労働省．酸化マグネシウムによる高マグネシウム血症について．医薬品・医療機器等安全情報　2015；328：3-6
5）Mori H, et al: J Clin Biochem Nutr, 2019; 65: 76-81
6）日本消化器病学会関連研究会慢性便秘の診断・治療研究会：慢性便秘症診療ガイドライン2017．南江堂，東京，p42，2017

3-2 浸透圧性下剤（塩類下剤以外）

三原 弘
富山大学医学部医師キャリアパス創造センター（附属病院消化器内科）

ポイント

① 浸透圧性下剤には、塩類下剤、糖類下剤、PEG製剤、浸潤性下剤がある。
② 糖類下剤の一種である、結晶ラクツロースゼリー、ポリエチレングリコール（PEG）製剤が新しく慢性便秘症に対して保険承認を取得した。
③ 結晶ラクツロースゼリーは甘さ控えめで、腹部症状の出現は数%である。
④ PEG製剤は液体に溶解して内服し、小児期の便秘に対してより有効性が高い。

はじめに

わが国における浸透圧性下剤は、1950年の酸化マグネシウムの薬価基準への収載に始まり、1962年にD-ソルビトール、1975年にラクツロース（高アンモニア血症）、**1982年にジオクチルソジウムスルホサクシネートが収載されました**。その後40年近くたち、2018年11月にポリエチレングリコール、結晶ラクツロース経口ゼリーが収載されました。浸透圧性下剤は最も使用されており、『慢性便秘症診療ガイドライン2017』においても、質の高いエビデンスで強く推奨されています[1)]。浸透圧勾配を利用し、腸内で水分分泌を引き起こすことで便を軟化させ排便回数を増加させますが、効果発現までに数日かかる特徴があります[2)]。本稿では、浸透圧性下剤（塩類下剤以外）の種類、特徴、患者背景における使い分けを概観します（表1）。

1. わが国で使用できる浸透圧性下剤（塩類下剤以外）の種類と特徴

1）糖類下剤

（1）ラクツロース

糖類下剤の代表格であるラクツロースは、合成二糖類で消化酵素によって代謝されず、消化管内が高浸透圧となり、内服後1〜2日後に下剤効果が発揮されます[1)]。ガラクトース、乳糖を含み、糖尿病患者には慎重投与であり、メーカーによって異なる保険適用であり（高アンモニア血症の治療・予防、小児、産婦人科術後の排ガス・排便促進）、嘔気、腹部膨満、鼓腸を起こす頻度が高いという問題点が指摘されてきました。それらを解決するため、結晶ラクツロースのゼリー製剤（SK-1202）が開発され、2018年9月に生理的腸管機能改善薬として、慢性便秘症（器質的疾患による便秘を除く）の適用が追加されました。慢性便秘症に対して、

表1　浸透圧性下剤（塩類下剤以外）の種類と特徴

下剤の種類	一般名	投与量	保険適用	薬価	禁忌・慎重投与	主な有害事象
糖類	結晶ラクツロースゼリー	成人2包を1日2回経口投与し、1日最高用量は6包まで	慢性便秘症（器質的疾患による便秘を除く）	4包で約180円	ガラクトース血症（糖尿病は慎重投与から外れた）	下痢、腹部膨満など
	D-ソルビトール	21 ml/15 g/日・分3	消化管造影時、経口的栄養補給	19.65円/15 g		腹痛、下痢など
	ラクチトール	18 g/日・分3	非代償性肝硬変に伴う高アンモニア血症	117.0円/18 g	ガラクトース血症	腹痛、下痢など
PEG製剤	マクロゴール	小児（2〜11歳）は1日1〜4包、12歳以上は2〜6包（約60 mlの水に溶解する）	慢性便秘症	3包で約250円	重症の炎症性腸疾患など	下痢
浸潤性	ジオクチルソジウムスルホサクシネート	5〜6錠就寝前、または、6錠/日・分2〜3	便秘症、腹部臓器検査時または手術前後の腸管内容物の排除	34.2円/6錠	急性腹症、重症の硬結便、痙攣性便秘	腹痛、腹鳴など

（令和2年4月改定薬価）

通常、成人には本剤24 g（2包）を1日2回経口投与し、1日最高用量は72 g（6包）となります。ガラクトース血症は禁忌のままですが、**乳糖の含有が少なく、従来に比べて甘くなく、糖尿病に対しても慎重投与ではありません**。4包で薬価約180円であり、他の便秘薬で効果不十分な場合に使用します。

肝硬変の高アンモニア血症患者を対象としたランダム化多施設クロスオーバー試験において、従来のラクツロースと比較して有効性と安全性に差はなく、参加者の80%以上がSK-1202を希望しました[3)]。また、日本人の慢性便秘患者を対象にした、無作為化二重盲検プラセボ対照用量設定試験において、SK-1202を13、26、または39 g/日、またはプラセボが投与され、1週目の自発排便の増加数が、26および39 g/日でプラセボより有意かつ用量依存的に増加しました（図1）。また、**26 g/日での膨満感、腹痛、腹鳴の発生率が1.6%と低い**ことも報告されています[4)]。

(2) D-ソルビトール

甘みのある糖アルコールであるD-ソルビトールはラクツロースと下剤効果は同等ですが、嘔気の出現頻度は高いとされます[1)]。消化管造影時、経口的栄養補給のみの保険適用ですが、人工透析患者に対するカリウム吸着薬による便秘予防のため併用されることがあり、高齢者で

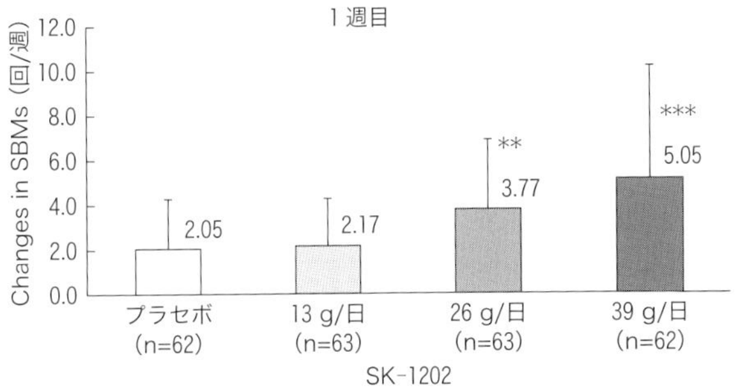

Kunio Kasugai, et al., J Gastroenterol. (2019); 54(6): 530-540. (https://doi.org/10.1007/s00535-018-01545-7)

図1　**慢性便秘患者の自然排便回数に与えるSK-1202の効果**

1週目のベースラインからの自然排便回数の変化を示す（平均±標準偏差を表す。** $p<0.01$、*** $p<0.001$ 対プラセボ）。26および39 g/日の使用で、プラセボに比べ、自発排便が有意に増加している。

耐容性が高いことも示されています。しかし、腹部膨満と鼓腸を引き起こします。

(3) ラクチトール

甘みのある糖アルコールで、保険適用は非代償性肝硬変に伴う高アンモニア血症です。

2) ポリエチレングリコール（polyethylene glycol：PEG、マクロゴール4000）

欧米では慢性便秘に対する推奨度が高く[1]、厚生労働省の「医療上の必要性の高い未承認薬・適応外薬検討会議」において有効性が注目され、2018年9月に慢性便秘症に対して製造販売承認を取得しました。1包6.8523 gで包装されており、**約60 mLの水に溶解して1日1〜3包内服します**。通常、長期で内服する場合には、小児（2〜11歳）は1日1〜4包、12歳以上は2〜6包で調整します。薬価は3包で約250円であり、ほかの便秘薬で効果不十分な場合に使用します（小児はその限りではない）。塩味で飲みにくい場合は果物ジュースで飲むように指導します。なお、重症の炎症性腸疾患は禁忌です。

慢性便秘症を対象とした成人国内プラセボ対照試験では、2週間経口投与した際の週あたりの自発排便回数の増加数は、プラセボ群1.64±2.00回、本剤群4.25±2.93回（平均値±標準偏差）と有意に増加し、**52週間の長期投与試験においても安定した効果**が確認されています（図2）[5]。

3) 浸潤性下剤

ジオクチルソジウムスルホサクシネートは、界面活性作用により、便の表面張力を低下させ水分を浸潤しやすくし、便を軟化するとともに、配合されたカサンスラノールが排便を誘発させます。保険適用は、便秘症、腹部臓器検査時または手術前後の腸管内容物の排除です。

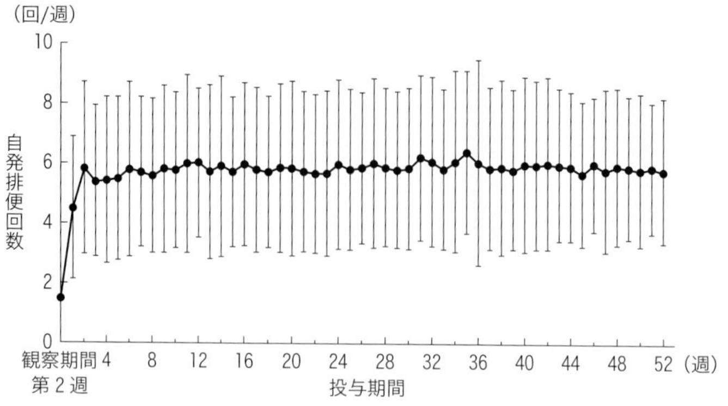

（モビコール配合内用剤インタビューフォーム）

図2　**自発排便回数の推移（平均値±標準偏差）**

15歳以上の慢性便秘症の患者153例を対象に、PEG製剤を52週間経口投与したときの、7日あたりの自発排便回数の推移。開始後2週間までに回数が増加し、そのまま52週後までも安定した効果が確認できる。

2. 患者背景による使い分け

1）便秘型過敏性腸症候群

便秘型過敏性腸症候群に対して、浸透圧性下剤は排便回数を増やすものの、腹痛や腹部不快感は改善しないことが示されており[6)]、浸透圧性下剤を使用する前に患者さんの訴えが、排便回数減少なのか、腹痛や腹部不快感なのか確認することが重要です。

2）腎・肝機能障害

腎機能障害者、高齢者は高マグネシウム血症の危険性から、塩類下剤は使用しにくく、PEG製剤、結晶ラクツロースゼリーが有力な候補となります。高アンモニア血症を伴う肝機能障害時にも、結晶ラクツロースゼリーがよい適応です。

3）小児・青年、妊孕性のある女性・妊婦

コクランレビューにおいて、小児期の便秘に対してPEG製剤がプラセボ、ラクツロースおよび塩類下剤よりも優れている可能性が示唆されています[7)]。ルビプロストンは若い女性で嘔気が出やすく、また、妊婦は禁忌であるため、妊孕性のある女性・妊婦には塩類下剤以外に、嗜好に合わせてPEG製剤、結晶ラクツロースゼリーも適応になります[8)]。

4）オピオイド誘発性便秘

質の高いエビデンスはないものの、オピオイド治療の開始時は、浸透圧性下剤の併用が第一選択とされます[9)]。

ピットフォール

- 便秘型過敏性腸症候群の腹痛、腹部不快感には、浸透圧性下剤は効果が乏しい可能性がある。
- 効果発現までに数日かかる、と説明をしておく必要がある。
- 成人の慢性便秘症に、前治療なく結晶ラクツロースゼリー、PEG製剤を使用すると、医療保険の査定対象となる場合がある。

引用

1）日本消化器病学会関連研究会慢性便秘の診断・治療研究会：慢性便秘症診療ガイドライン 2017．南江堂，東京，2017
2）Lembo A, et al: N Engl J Med, 2003; 349: 1360-1368
3）Yoshiji H, et al: Hepatol Res, 2018; 48: 1178-1183
4）Kasugai K, et al: J Gastroenterol, 2019; 54: 530-540
5）モビコール配合内用剤インタビューフォーム．http://www.pmda.go.jp/PmdaSearch/iyakuDetail/GeneralList/2359110（2020年7月6日アクセス）
6）Chapman RW, et al: Am J Gastroenterol, 2013; 108: 1508-1515
7）Gordon M, et al: Cochrane Database of Syst Rev, 2016; 8: CD009118
8）Rungsiprakarn P, et al: Cochrane Database of Syst Rev, 2015; 9: CD011448
9）Crockett SD, et al: Gastroenterology, 2019; 156: 218-226

3-3 刺激性下剤

富田 寿彦、三輪 洋人
兵庫医科大学内視鏡センター／消化器内科学

ポイント

① 大腸刺激性下剤は腸管蠕動を亢進させて排便を促す薬剤。
② 医薬品としての刺激性下剤には坐薬、内服薬がある。
③ 生活習慣や浸透圧性下剤の投与で効果不十分な場合に、刺激性下剤の投与を考慮する。
④ 長期乱用は避け、屯用または短期間の投与で使用する。
⑤ 大腸黒皮症は刺激性下剤の長期間連用の指標である。

はじめに

慢性便秘はさまざまな診療科で遭遇する common disease です。近年、分泌促進型や分泌蠕動促進型の新規便秘治療薬が続々と国内で発売され、慢性便秘症の薬物治療は以前と比べると随分、様変わりしてきました。また、2017年10月にわが国で初めて慢性便秘症に関する診療ガイドラインが発刊され、さまざまな新たなエビデンスが構築されつつあります。そこで本稿では、わが国で使用できる刺激性下剤の種類と注意点について概説します。

1. 刺激性下剤

近年、わが国では新しい作用機序の薬剤が続々と発売されておりますが、実際は便秘薬として実地臨床現場で使用されている医薬品としては、**塩類下剤である酸化マグネシウムと刺激性下剤の使用率が90%を超えており**、欧米での便秘診療の実情と大きく異なっています。基本的に便秘に悩む人々の多くは、病院を受診する前に自身で市販薬（over the counter：OTC）などの一般用医薬品を薬局で購入するか、生活習慣などの工夫を行っているケースが多いと思われます。実際、われわれが以前インターネットを利用して検討した便秘に対する認識調査でも、回答者の半数は便秘を病気と認識しておらず、また便秘に対する対処法に関しても、一般市販薬や水分摂取などの工夫を行い治療しているケースが多く、便秘を主訴に病院を受診する方は全体の5%程度と少ないことを報告しています[1]。とくに最近では、便秘薬はインターネットや通販、薬局などで容易に薬剤が入手可能な時代になっています。しかし、わが国で便秘薬として入手可能な下剤の成分の多くは、センナ、ダイオウなどのアントラキノン系薬剤であることを十分理解して使用しておく必要があります。このため、長期処方されているようなケースでは病院受診時にすでに耐性ができていることも少なくありません。

一般的にわが国で使用可能な刺激性下剤は、**アントラキノン系薬剤（センナ、センノシド、ダイオウ）とジフェニール系薬剤（ビサコジル、ピコスルファートナトリウムなど）の2つに大別されます**（表1）。これまでに報告されている刺激性下剤の慢性便秘症に対する治療効果を検討した臨床試験のエビデンスは、海外での外国人を対象としたジフェニール系薬剤を中心としたものです。ジフェニール系の刺激性下剤に関しては海外では比較的高く評価されていますが、われわれが臨床現場で一番使用しているセンナやセンノシド、ダイオウなどのアントラキノン系薬剤に関しては、確立されたエビデンスに乏しく、使用する際には耐性や副作用などに留意が必要であることを知っておかなければなりません（表2）[2]。

2. ジフェニール系薬剤

現在まで、刺激性下剤に対するプラセボ薬を用いて比較検討した臨床試験の報告のほとんどは、ジフェニール系薬剤に関するものであり、**ビサコジルやピコスルファートナトリウムに関する有効性を証明したプラセボ対象二重盲検試験やシステマティックレビューが欧米からいくつか報告されています**[3,4]。また、アジアの神経消化器病学会のプライマリケアにおける便秘治療アルゴリズムでも、生活習慣などの改善で効果不十分な場合には、次に浸透圧性下剤と同様に刺激性下剤の頓服あるいはcombinationでの使用が推奨されています[5]。一般的にジフェニール系薬剤はアントラキノン系薬剤よりも腸管に対する刺激性が少なく、効果もマイルドであるのが特徴であるため、海外での評価も低くありません。

ピコスルファートナトリウムは、腸内細菌叢由来のアリルスルファターゼにより発生したジフェニール体が大腸粘膜を刺激することで、腸管蠕動運動を亢進させることにより排便を促しますので、通常内服後の7～12時間で効果を発揮するとされています。また、腸管粘膜での水分吸収抑制作用により軟便化作用を示し、この大腸蠕動運動亢進と水分吸収抑制作用の2つの薬理作用で効果を発揮すると考えられています。一方、ビサコジルは、結腸・直腸に作用して蠕動運動を促進し、排便反射を刺激し、結腸内での水分吸収を抑制し、内容積を増大し、排便を促す薬剤として知られています。医薬品としては坐薬のみが使用されており、内服薬はOTCのみがわが国で発売されています。通常、15～30分で効果発現するとされており、アントラキノン系薬剤よりも腸管に対する刺激性が少なく、腹痛を起こすことも少ないのが特徴です。

3. アントラキノン系薬剤

センナやセンノシド、ダイオウなどのアントラキノン系薬剤に関して、現在までにプラセボを用いたランダム化比較試験はなく、薬剤の有効性を証明するような臨床試験がないために、海外でもほとんど評価されていないのが現状です（**表2**）。海外からの食物繊維との併用で有効性を示した報告がいくつかあります[6~8]が、**わが国の慢性便秘症診療ガイドラインにおいて**

表1　わが国で医薬品として使用可能な刺激性下剤の一覧

	アントラキノン系誘導体		ジフェニール系誘導体	
	錠剤	粉末	錠剤(2.5 mg)・液体(10 mL)	座薬
一般名	センノシドA・B	センナ・センナ実顆粒	ピコスルファートナトリウム水和物	ビサコジル
作用機序	センノシドは小腸から吸収されず、そのまま大腸に到達し、大腸内の腸内細菌の作用でレインアンスロンとなり、大腸蠕動運動を促進し、排便を促す。	大黄、センナなどの生薬に含まれる配糖体で、そのままの形では大腸において大黄中のセンノシドが大腸内の腸内細菌の作用によりレインアンスロンとなり、大腸蠕動運動を亢進し、排便を促す。	腸内細菌叢由来のアリルスルファターゼにより発生したジフェニール体が大腸粘膜を刺激し、蠕動運動を亢進させることにより排便を促す。 また腸管粘膜での水分吸収抑制作用により軟便化作用を示すことにより、大腸蠕動運動亢進と水分吸収抑制作用の2つの薬理作用を有する。	結腸・直腸に作用して蠕動運動を促進し、排便反射を刺激し、結腸内での水分吸収を抑制し、内容積を増大し、排便を促す。 アントラキノン系よりも腸管に対する刺激性が少なく、腹痛を起こすことも少ないのが特徴。
用法・用量	通常、成人は1回2錠(12〜24 mg)を1日1回就寝前に服用。 高度の便秘には48 mgまで増量可。 年齢・症状に応じて適時減量。	通常成人、1回0.5〜1 gを1日1から2回経口投与。 年齢・症状に応じて適時減量。	通常成人は1日1回10〜15滴（0.67〜1.0 mL）を経口服用。 大腸検査（X線・内視鏡）前処置における腸管内容物の排除。通常、成人は検査予定時間の10〜15時間前に20 mLを経口服用。 なお、年齢、症状により適宜増減。 その他、術後排便補助、造影剤投与後の排便促進、手術前における腸管内容物の排除にも適応。	便秘症；10 mg、1日1〜2回、注腸検査の前処置にも使用。 年齢・症状に応じて適時減量。
作用時間	通常服用後、8〜12時間で効果発現するため、起床時に排便を認める。	通常服用後、8〜12時間で効果発現するため、起床時に排便を認める。	通常内服後、7〜12時間で効果発現。	通常、15〜30分で効果発現。
副作用	本剤投与で、尿が黄褐色、赤色への変色する場合があるため、あらかじめ患者に説明する必要がある。 大腸（偽）メラノーシスに注意。	本剤投与で、尿が黄褐色、赤色への変色する場合があるため、あらかじめ患者に説明する必要がある。 大腸（偽）メラノーシスに注意。	比較的副作用の少ない薬剤。	直腸刺激感、直腸炎、腹部不快感、腹痛、肛門部痛、肛門部不快感。
備考	神経叢に作用。 大腸平滑筋の萎縮が起こり、大腸弛緩が悪化する。	神経叢に作用。 大腸平滑筋の萎縮が起こり、大腸弛緩が悪化する。		大腸検査の前処置に併用する。 腸管の蠕動運動を促進する。 15〜30分で効果発現。

表2　GRADE システムによる慢性特発性便秘症に利用できる緩下剤と推奨度の強さ[a]

	推奨度[b]	エビデンスの質[c]
食物繊維	強い	低い
膨張性下剤		
サイリウム、メチルセルロース、ポリカルボフィルカルシウム、小麦デキストリン		
非吸収性下剤		
PEG3350	強い	高い
ラクツロース[d]	強い	低い
マグネシウム	NA	NA
刺激性下剤		
ビサコジル	強い	中等度
センナ	NA	NA
分泌性下剤[d]		
ルビプロストン	強い	高い
リナクロチド	強い	高い

GRADE：Grading of Reccomendation Assessment, Development, and Evaluation
NA：not assessed、PEG3350：ポリエチレングリコール 3350

[a] American College of Gastroenterology monograph on the management of irritable bowel syndrome and chronic idiopathic constipation より
[b] 強い推奨：推奨した治療によって得られる利益が、治療によって生じる害や負担を明らかに上回ると考えられる。
[c] 低いエビデンスレベル：今後さらなる研究が実施された場合、効果推定への確信性に重要な影響を与える可能性が非常に高く、その推定が変わる可能性がある。
[d] 処方箋のみ

も、刺激性下剤に関しての推奨の強さや、エビデンスレベルは高くなく、あくまでも屯用または短期間での投与が推奨されています[9,10)]。また、エビデンスが乏しいことからアメリカやヨーロッパのガイドラインでもアントラキノン系薬剤に関する推奨グレードは記載されておりません。

一般的に**アントラキノン系薬剤の長期投与は耐性や依存性、大腸（偽）メラノーシスを引き起こすため、注意が必要です**。とくに前述したようにアントラキノン系薬剤は医薬品としてではなく、OTC として最近は簡単に入手可能であり、ハーブティーとして発売されているので、知らないうちに耐性ができていることも少なくないと思われます。一般的にセンノシドやダイオウを代表とするアントラキノン系薬剤の作用機序は、主に大腸で加水分解され、生成されたレインアンスロンが大腸粘膜や腸内神経叢を直接刺激して、大腸蠕動を引き起こし、便通を促進し、粘膜上皮に作用し細胞の水分・ナトリウムの吸収を阻害する作用があります。使用する際には、基本的に通常成人で１日１回、就寝前の頓服投与が望ましいとされています。

4. 処方時の注意点

刺激性下剤は長期連用した場合に耐性や習慣性などの副作用が出現する可能性があります。基本的には腸管運動を促進させ、腹痛や下痢をきたす可能性があるため、使用時にこのことを患者さんに説明する必要があります。また、長期間のアントラキノン系薬剤の連用は、大腸粘膜上皮細胞のアポトーシスを引き起こし、大腸粘膜が黒色に変化します。この変化の病的意義は明らかではありませんが、この所見は刺激性下剤の長期連用の指標であり、しばしば大腸内視鏡検査時に散見されます。一般的に薬剤を中止すると黒色変化は改善すると考えられています。さらに、近年では大腸（偽）メラノーシスが大腸腺腫症や大腸がんのリスクになる可能性を報告した検討[11]もあり、長期間投与は推奨されておりません。

とくに刺激性下剤の長期連用は、腸管運動の低下や腸内神経叢の障害を引き起こし、慢性的な腸管の弛緩・拡張を引き起こすとされています。急性腹症が疑われる患者さん、痙攣性便秘の患者さん（蠕動運動亢進作用により腹痛などの症状を増悪するおそれがある）、重症の硬結便のある患者さんには大量投与を避けるよう注意を要します。また、ビサコジルでの短期投与では虚血性大腸炎のリスクも報告されています。

おわりに

近年、新しい作用機序を持つ便秘薬の登場で、慢性便秘症の薬物治療の選択肢は広がっています。わが国の臨床現場では、かなりの高頻度で刺激性下剤が乱用されているのが現状です。そのなかで刺激性下剤を処方する際は、あくまでも生活習慣の改善、浸透圧性下剤を基本治療とし、漫然と処方することは慎むべきであり、on demand で必要時に応じて使用するなど適切に使用することが重要です。

ピットフォール

- インターネットや通販で入手可能な便秘薬の多くはアントラキノン系薬剤である。
- 知らないうちに長期に乱用し、耐性ができていることも少なくない。
- ジフェニール系薬剤は海外でも評価されている。

参考文献

1）Tamura A, et al: J Neurogastroenterol Motil, 2016; 22: 677-685
2）Arnold Wald: JAMA, 2016; 315: 185-191
3）Mueller-Lissner S, et al: Am J Gastroenterol, 2010; 105: 897-903
4）Kamm MA, et al: Clin Gastroenterol Hepatol, 2011; 9: 577-583
5）Gwee KA, et al: J Neurogastroenterol Motil, 2013; 19: 149-160
6）Passmore AP, et al: Pharmacology, 1993; 47(suppl 1): 249-252
7）Passmore AP, et al: BMJ, 1993; 307: 769-771
8）Marlett JA, et al: Am J Gastroenterol, 1987; 82: 333-337
9）日本消化器病学会関連研究会慢性便秘の診断・治療研究会：慢性便秘症診療ガイドライン 2017．南江堂，東京，2017
10）Bharucha AE, et al: Gastroenterol, 2013; 144: 218-238
11）van Gorkom BA, et al: Aliment Pharmacol Ther, 1999; 13: 443-452

3-4 上皮機能変容薬 ルビプロストン

福土 審
東北大学大学院医学系研究科行動医学東北大学病院心療内科

ポイント

① 慢性便秘症においては、食事量のアンバランス、夜食、偏食、睡眠不足、運動不足、心理社会的ストレスが症状の増悪因子となり得る。
② 慢性便秘症診療に際しては、これらの除去・調整を最初に実施するか、すでに実施していることが前提となる。
③ これらで不十分であれば、食事療法を基本として運動療法を加える。
④ 適切な薬物療法は治療効果が確実である。便秘の治療は病態生理に沿った治療が推奨される。
⑤ 薬物療法としては、高分子重合体、ピコスルファート（picosulfate）、塩類下剤、ラクツロース（lactulose）、消化管運動賦活薬などが長年用いられてきた[1]。
⑥ 新規薬物のエビデンスが報告されており、上皮機能変容薬はそれらの代表的薬物である。

1. 上皮機能変容薬・クロライドチャネル-2 賦活薬の薬理

小腸粘膜の上皮細胞の管腔側に存在するクロライドチャネル-2を活性化するプロストン誘導体がルビプロストン（lubiprostone）です[2]。Cl^-イオンを消化管管腔に分泌させることによって消化管管腔内の水分子の量を増大させます（図1）。消化管管腔内に水負荷がかかると、負荷点よりも口側の消化管が収縮し、負荷点よりも肛門側の消化管は弛緩します。このことにより、消化管内容物に推進運動が負荷され、排便が促されます。

2. ルビプロストンの臨床成績

日本で実施された臨床治験においては、慢性便秘症170例に対して、プラセボもしくはルビプロストン16、32、48 μg/日を2週間投与しました（phase 2）[3]。服薬1週間の自発排便回数は、プラセボから順に1.5、2.3、3.5、6.8回／週であり、32、48 μg/日服薬群がプラセボ群より多いという結果でした。この170例を機能性便秘（functional constipation：FC）128例と便秘型過敏性腸症候群（irritable bowel syndrome-C：IBS-C）42例に分類することが可能でした。それぞれについて解析を加えた結果、ルビプロストン48 μg/日はIBSの有無にかかわらず**自発排便回数を増加**させました。副次評価項目として、治療による症状消失もしくは満足

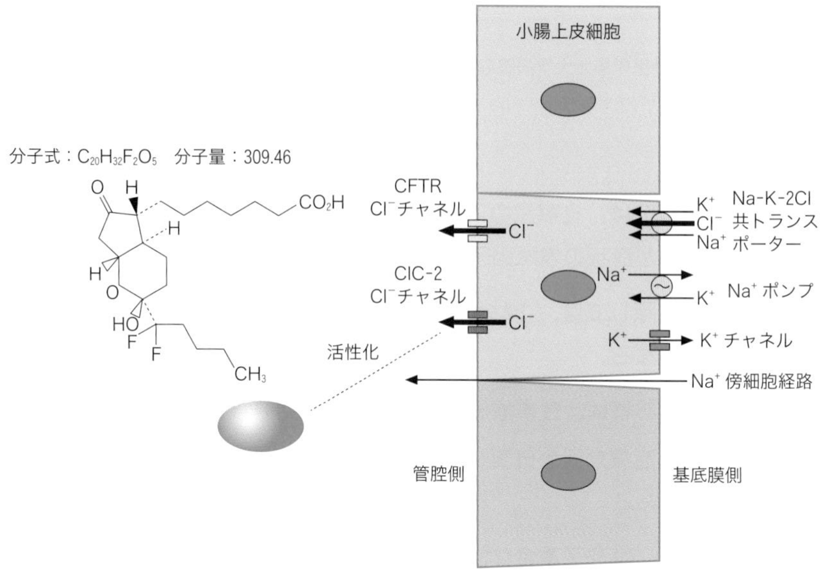

図１　**ルビプロストンの分子構造と薬理**

ルビプロストンは小腸粘膜の上皮細胞の管腔側に存在するクロライドチャネル-2（ClC-2）を活性化する。Cl^- イオンを消化管管腔に分泌させることによって消化管管腔内の水分子の量を増大させ、排便を促す。

し得る改善の頻度は、プラセボ群よりもルビプロストン 48 μg/ 日群において高頻度でした。

続いて、phase 3 試験を実施しました[4)]。この研究では、ルビプロストン 48 μg/ 日（24 μg を 1 日 2 回投与、n＝62）もしくはプラセボ（n＝62）を 4 週間投与しました。服薬 1 週目ならびに続く各週の自発排便回数の増分は、ルビプロストン群においてプラセボ群より高値を示しました（図 2）[4)]。48 週間の長期投与試験においても、ルビプロストン 48 μg/ 日投与は自発排便回数を増加させ、**QOL の尺度である SF-36（全般的 QOL）および IBS-QOL（疾患特異的 QOL）も投与前の値に比較すると投与後に顕著に改善**していました[4)]。

3. ルビプロストンの注意点と特徴

ルビプロストンは、主な副作用として下痢、悪心、腹痛、頭痛が報告されています[3,4)]。下痢と腹痛は作用機序から十分に想定され得る副作用です。悪心の原因は不明ですが、胃粘液の分泌増加に関係することが考えられます。悪心は若年女性に多く認められます。しかし、食後服用の徹底、制吐薬併用、悪心は投与初期に多いが馴化する旨を説明する、などの方法によって、認容度を上げることが可能です。ルビプロストンによる悪心は加齢に伴い減少します。

ルビプロストンは粘膜透過性亢進が示唆される病態に有利であり、若年女性には注意して使

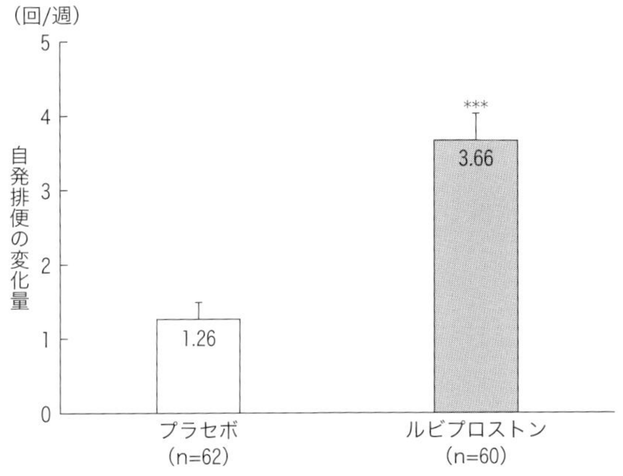

(Fukudo S, et al: Clin Gastroenterol Hepatol, 2015; 13: 249-301. e5)

図2 **ルビプロストンの無作為化比較臨床試験の成績**

対象は慢性特発性便秘症（chronic idiopathic constipation：CIC）患者。これは、機能性便秘の部分集合であり、機能性排便障害を示唆する症状がある者を除外したものである。ルビプロストン投与群は組入数62例が結果評価時に60例となった。縦軸は主要評価項目の自発排便の変化量。棒グラフの高さは平均値、エラーバーは標準誤差、***$p<0.001$ vs プラセボ群を示す。文献4より許可を得て引用。

う必要があります。ルビプロストンによる粘液分泌亢進、虚血や鎮痛解熱抗炎症薬によって傷害された**腸粘膜バリアの修復作用**[5]、腎不全モデル動物において腸内細菌を正常方向に誘導し、**血中毒素量を低下させる効果**などが注目されています[6]。ルビプロストンの製剤は従来の半量の12 μgが新設されており、内服後の症状を勘案しながら、用量を細かく調節して用いることができます。ルビプロストンの用量は慢性便秘症に対しては24 μgを1日2回投与するのが標準です。欧米ではIBS-Cに適用されており、その場合の標準は8 μgを1日2回投与します。

便秘診療はこれから分子機序に基づいて実施されるべきです。その場合、**有力な臨床試験の結果によるエビデンスが重要**となります[7]。実際の内科診療の場面では、多種多様な病態を持つ便秘患者が医師を受診します。よって、実際の内科診療のデータ呈示・分析の必要性も高くなります。わが国におけるさらなる科学的便秘診療が望まれます。

◆用語解説

上皮機能変容薬：旧来の下剤に分類されない分子機序に基づいて消化管上皮からの分泌促進による便秘治療薬をいう。英語ではintestinal secretagogue。

粘膜透過性亢進：腸粘膜バリア機能が低下した状態をいう。Zonula occludens-1、occludin、α-catenin、などのtight junction蛋白質の発現が低下している。

プロストン誘導体：ヒトの体内で生成する機能性脂肪酸の誘導体の一種。ルビプロストンのほかにコビプロストンなどの物質がある。

ピットフォール

- ルビプロストンは、妊婦や妊娠している可能性のある女性に対し、投与禁忌である。動物実験において流早産の頻度を増加させる結果があるためである。
- 器質的な腸閉塞を伴う患者さんにも、消化管内容を増量させる措置は危険であり、ルビプロストンは禁忌である。
- 高齢者や腎機能障害・肝機能障害をきたしている場合にも、ルビプロストンは慎重に投与すべきである。

参考文献

1) Ford AC, et al: Gut, 2011; 60: 209-218
2) Cuppoletti J, et al: Am J Physiol Cell Physiol, 2004; 287: C1173-C1183.
3) Fukudo S, et al: Neurogastroenterol Motil, 2011; 23: 544-e205.
4) Fukudo S, et al: Clin Gastroenterol Hepatol, 2015; 13: 249-301. e5
5) Kato T, et al: PLos One, 2017; 12: e0175626.
6) Mishima E, et al: J Am Soc Nephrol, 2015; 26: 1787-1794
7) Fukudo S, et al: J Gastroenterol, 2015; 50: 11-30

3-5 上皮機能変容薬 リナクロチド

千葉 俊美
岩手医科大学口腔医学講座関連医学分野

ポイント

① C型グアニル酸シクラーゼ（GC-C）受容体作動薬であり、慢性便秘症および便秘型過敏性腸症候群（IBS-C）に適応がある。

② サイクリックGMP（cGMP）により腸液の分泌を促進し、同時に大腸痛覚過敏改善作用を示す。

③ 有害事象として軽度もしくは中等度の下痢の報告がある。

④ 慢性便秘症において食物繊維や浸透圧性下剤などで効果不十分の際に強い推奨度が示され、IBS-Cにおいては腹部症状の改善を認めることから強い推奨度が示されている。

はじめに

リナクロチドはC型グアニル酸シクラーゼ（guanylate cyclase-C：GC-C）受容体に高い選択性と結合親和性を有するGC-C受容体作動薬で、わが国では慢性便秘症および便秘型過敏性腸症候群（constipation-predominant irritable bowel syndrome：IBS-C）に適応があります。腸管の管腔表面のGC-C受容体を活性化させることにより、細胞内のサイクリックGMP（cyclic guanosine monophosphate：cGMP）濃度を増加させ、この増加したcGMPにより嚢胞性線維症膜貫通型コンダクタンス調節因子（cystic fibrosis transmembrane conductance regulator：CFTR）の活性化を介して、腸液の分泌を促進することにより、腸管輸送能を促進させます。また、腸管上皮細胞内で増加したcGMPは、トランスポーターにより上皮細胞から粘膜下層へと輸送され、細胞外のcGMPは、腸管粘膜下を起始部とする求心性神経を介して痛覚伝達を抑制することで大腸痛覚過敏改善作用を示しています（図1）[1]。

1. リナクロチドの薬理作用

1）GC-C受容体に対する結合親和性と選択性

リナクロチドは14種のアミノ酸からなる合成ペプチドで**GC-C受容体親和性の薬物**です。ヒト結腸上皮細胞（T84細胞）、ラット小腸粘膜細胞およびラット小腸刷子縁膜において、リナクロチドはGC-C受容体に高い親和性を示し、pHの影響を受けないことが報告されています[2]。

2）cGMP濃度増加作用

T84細胞においてリナクロチド100 nmol/L以上の濃度で**細胞内cGMP濃度が増加**し、ヒト

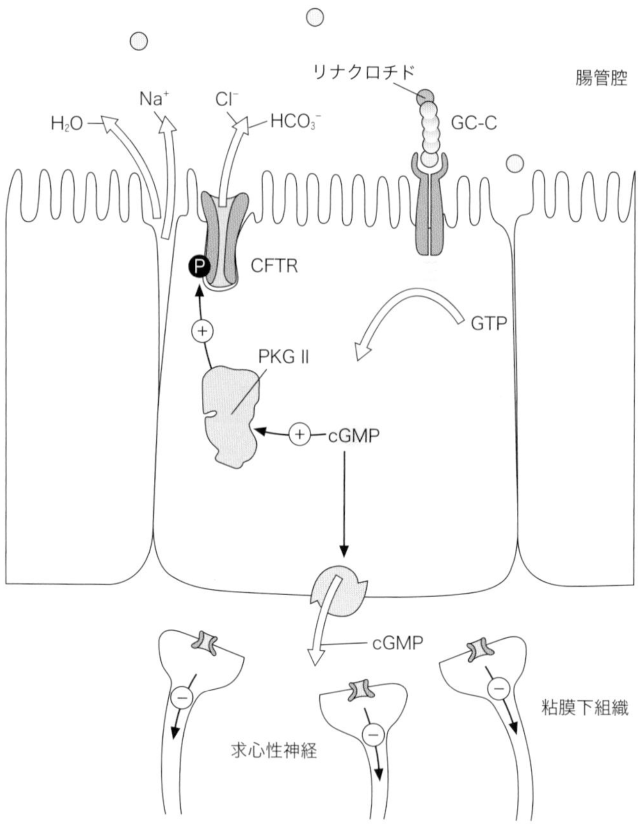

Emerging receptor target in the pharmacotherapy of irritable bowel syndrome with constipation, L Ashley Blackshaw, et al, Expert Review of Gastroenterology & Hepatology, 2013 Taylor & Francis, reprinted by permission of the publisher (Taylor & Francis Ltd, http://www.tandfonline.com).

図1　**リナクロチドの作用機序**

リナクロチドはGC-C受容体作動薬で、腸管のGC-C受容体を活性化させることにより、cGMP濃度を増加させ、この増加したcGMPによりCFTRの活性化を介して腸液の分泌を促進する。また、腸管上皮細胞内で増加したcGMPは、トランスポーターにより上皮細胞から粘膜下層へと輸送され、細胞外のcGMPは、腸管粘膜下を起始部とする求心性神経を介して痛覚伝達を抑制することで大腸痛覚過敏改善作用を示す。
GC-C：guanylate cyclase-C、cGMP：cyclic guanosine monophosphate、CFTR：cystic fibrosis transmembrane conductance regulator

結腸上皮細胞（Caco-2細胞）においてリナクロチド0.01～1 μmol/Lの濃度で細胞内および細胞外液のcGMP濃度を増加させており、リナクロチドのcGMP濃度増加作用を報告しています[2)]。

3）腸管分泌促進作用

マウスにリナクロチド2.5 pg/kg以上の投与により**腸管分泌促進作用を示し**、ラット小腸および大腸にリナクロチド5 μgを直接投与で腸管分泌促進作用およびcGMP濃度増加作用を認めました。これらの反応はGC-C受容体ノックアウトマウスにおいては有意な作用を示さず[3]、リナクロチドは腸管分泌およびcGMP濃度を増加させ、それらの作用はGC-C受容体を介するものであることが示唆されました。

4）腸管輸送能促進作用

リナクロチド25 μg/kg以上および100 μg/kgをマウスに経口投与すると小腸輸送能促進作用を示し、ラットにおいてリナクロチド10 μg/kg以上で、コントロール群と比較して有意な小腸輸送能促進作用を示しています。さらに、リナクロチド（100 μg/kg）は、野生型マウスにおいて有意な小腸輸送能促進作用を示しましたが、GC-C受容体ノックアウトマウスでは有意な作用を示さず[3]、これらの結果から、**リナクロチドは小腸輸送能を促進させ、その作用もGC-C受容体を介する**ものであることが示唆されました。

5）大腸痛覚過敏改善作用

ラットおよびマウスにリナクロチドを経口投与し、大腸痛覚に対するリナクロチドの作用を検討したところ、正常ラットの腹痛反応（最大スパイク反応）に対してリナクロチド投与は有意な作用を示しませんでしたが、水回避ストレス負荷ラットの腹痛反応の増大（大腸痛覚過敏）に対して、リナクロチド0.3～3 μg/kg投与で大腸痛覚過敏を有意に抑制しました。しかしながら、高用量の10 μg/kg投与では有意な作用を認めませんでした。トリニトロベンゼンスルホン酸（2,4,6-trinitrobenzenesulfonic acid：TNBS）誘発大腸炎ラットの腹痛反応に対し、リナクロチド少量（0.01～0.3 μg/kg）投与では大腸痛覚過敏を有意に抑制しましたが、3 μg/kg投与では有意な作用を示しませんでした。この反応は野生型マウスの大腸痛覚過敏を有意に抑制しましたが、GC-C受容体ノックアウトマウスでは大腸痛覚過敏の抑制は認められませんでした。これらの結果から、リナクロチドは正常の大腸痛覚には影響をおよぼさず、**痛覚過敏時にGC-C受容体を介した大腸痛覚過敏抑制作用を有する**ことが示唆されました。一方、cGMPは通常、プロテインキナーゼG（cGMP-dependent protein kinase：PKG）に作用することによりその薬理作用を発揮しますが、プロテインキナーゼA（cAMP-dependent protein kinase：PKA）に対しても活性化作用を示すことが報告されており、PKAが活性化されることにより腸管由来の求心性神経の発火を亢進することが報告されていることから、リナクロチドの高用量投与時には、増加した細胞外cGMPがPKAに作用し、ラットの大腸痛覚過敏作用に対しては抑制作用を示さなかった可能性が推察されています[4]。

2. リナクロチドの臨床成績

1）機能性便秘症（慢性便秘症）

欧米において、リナクロチド（75、150、300もしくは600 μg/日の4週投与）はプラセボと比較して自然排便回数の有意な改善を認め、完全自然排便率の増加、排便時の症状、腹部症状およびQOLの有意な改善が報告されています[5]。さらに、リナクロチド（145もしくは290 μg/日の12週投与）はプラセボと比較して完全自然排便率の増加が報告され、排便時の症状や腹部症状の有意な改善が報告されています[6]。

国内第Ⅱ相試験の報告では、リナクロチド2週間投与における投与1週目の自然排便回数の変化量が、リナクロチド0.0625 mg、0.125 mg、0.25 mg、0.5 mgの各群でプラセボ群と比較して有意差がみられ、完全自然排便率においても、リナクロチド投与各群でプラセボ群と比較して有意に高く認められ、とくに0.5 mg投与群では高い完全自然排便率が認められました[7]。

国内第Ⅲ相試験では、リナクロチド0.5 mgの4週間もしくは52週間経口投与において、投与1週目の自然排便回数の変化量はプラセボ群と比較してリナクロチド群で有意差がみられ、投与1週目の完全自然排便率は、リナクロチド群で有意に高いことが報告されています。さらに、リナクロチド投与期間52週を通じてこれらの改善が維持され、腹部膨満感の重症度スコアにおいても、リナクロチド群で52週目まで改善が維持されたことが報告されています[8]。

2) IBS-C

欧米における第Ⅱ相試験では、リナクロチド（75、150、300もしくは600 μg/日の12週投与）における、完全自然排便のレスポンダー率、自然排便数のみならず腹痛に関してもプラセボと比較して有意な改善を報告しています[9]。さらに、第Ⅲ相試験において、リナクロチド（290 μg/日の12週投与および26週投与）はプラセボ群と比較して完全自然排便率の増加が報告され、腹部症状および排便時の症状の有意な改善が報告されています[10,11]

国内第Ⅱ相試験において、IBS-Cを対象とした、リナクロチド（0.0625 mg、0.125 mg、0.25 mgもしくは0.5 mgの12週間投与）におけるIBS症状の全般改善効果率はプラセボ群と比較して12～16%高く、12週間における完全自然排便率はリナクロチドの各用量群でプラセボ群と比較して高く、とくに0.5 mg投与群はプラセボ群と比較して高いことが報告されています[12]。

国内第Ⅲ相試験は、リナクロチド0.5 mgまたはプラセボ12週および52週投与における検討で、12週間におけるIBS症状の全般改善効果のレスポンダー率および完全自然排便のレスポンダー率は、プラセボ群と比較してリナクロチド群で有意に高く、52週まで維持され、さらに腹部膨満感およびIBS-QOL（全体得点）においてもリナクロチド群で改善が認められ、これらの改善は52週まで維持されたことが報告されています[13]。

3) 臨床における位置付け

慢性便秘症において、食物繊維の摂取や浸透圧性下剤などで効果不十分の際に本邦の『慢性便秘症診療ガイドライン2017』[14]において強い推奨度が示されています。一方、IBS-Cにおいては、その作用機序から消化管知覚過敏を改善させ、臨床試験からは腹部症状の改善を認めることから、強い推奨度が示されています[15]。

3. リナクロチドの副作用と使用上の注意

1) 吸収・代謝

リナクロチドおよび活性代謝物である脱チロシン体の血漿中濃度は定量下限以下であり、**吸収性は非常に低い**とされています。また、リナクロチドは腸管内でタンパク質分解酵素（カルボキシペプチターゼA）により、活性代謝物である脱チロシン体から、さらには低分子ペプチドや天然型アミノ酸に代謝されます。

2）有害事象

わが国における便秘症の第Ⅱ・Ⅲ相試験の報告では、リナクロチド投与で最も多く認められた有害事象は下痢であり、その発現割合は9.2％で、投与1～7日目までに発現した患者さんが多いものの、投与期間の延長に伴って下痢の発現頻度の増加は認めませんでした。

IBS-Cの第Ⅱ・Ⅲ相試験におけるリナクロチド群で最も多く認められた有害事象も下痢であり、その発現割合はリナクロチド群で13.0％でしたが、有害事象の程度は軽度もしくは中等度で、下痢は投与開始後15～29日目までの発現が多く、投与期間の延長に伴って下痢の発現頻度の増加は認めませんでした。

4. リナクロチドの使用上の注意

高齢者：生理機能の低下による副作用の発現に注意が必要です。

妊産婦など：妊婦または妊娠している可能性のある婦人には治療上の有益性が危険性を上回ると判断される場合にのみ投与することとされています。

授乳婦：授乳中の婦人への投与は避けることが望ましいですが、やむを得ず投与する場合は授乳を避けることとされています。

小児等：低出生体重児、新生児、乳児または小児に対する安全性は確立されていません。

まとめ

リナクロチドは、GC-C受容体に高い選択性と結合親和性を有するGC-C受容体作動薬で、その薬理作用により慢性便秘症およびIBS-Cの腹部症状および排便症状を改善しQOL向上に寄与しています。慢性便秘症において食物繊維や浸透圧性下剤などで効果不十分の際に、IBS-Cにおいては腹部症状を改善させることから、いずれにおいても強い推奨度が示されています。一方、有害事象としての下痢の報告がみられるものの、その程度は軽度もしくは中等度であり、安全性に大きな問題なく使用可能な薬剤です。

◆用語解説

GC-C 受容体：ヒトなど哺乳類の腸管腔上皮細胞に高レベルで発現しており、内因性ホルモンであるグアニリン（15 アミノ酸）、ウログアニリン（16 アミノ酸）および大腸菌耐熱性エンテロトキシンペプチド（ST ペプチド、19 アミノ酸）により活性化され、cGMP の濃度を増加させる。リナクロチドはグアニリンおよびウログアニリンと類似した 14 個のアミノ酸からなる合成ペプチド化合物である。

cGMP：細胞内 cGMP は主に蛋白質キナーゼ G II（PKG II）による cGMP 依存性リン酸化を介して、嚢胞性線維症膜貫通調節因子（CFTR）を活性化することにより、腸管腔内へ塩化物イオンや重炭酸イオン分泌を増大させる。

ピットフォール

- **便秘型過敏性腸症候群と機能性便秘の鑑別：便秘型過敏性腸症候群では腹痛と便通異常が関連する一方で、機能性便秘は排便時のいきみ、兎糞状便または硬便、残便感が主な症状で腹痛が優勢症状でないことが特徴。**

参考文献

1）Layer P, et al: Aliment Pharmacol Ther, 2014; 39: 371-384
2）毛戸祥博，ほか：日薬理誌，2019；153：289-298
3）Bryant AP, et al: Life Sci, 2010; 86: 760-765
4）Eutamene H, et al: Neurogastroenterol Motil, 2010; 22: 312-e84
5）Lembo AJ, et al: Gastroenterology, 2010; 138: 886-895
6）Lembo AJ, et al: N Eng J Med, 2011; 365: 527-536
7）Fukudo S, et al: Neurogastroenterology Motil, 2018; 30: e13442
8）Fukudo S, et al: Neurogastroenterology Motil, 2019; 31: e13487
9）Johnston JM, et al: Gastroenterology, 2010; 139: 1877-1886
10）Rao S, et al: Am J Gastroenterol, 2012; 107: 1714-1722
11）Chey WD, et al: Am J Gastroenterol, 2012; 107: 1702-1712
12）Fukudo S, et al: Neurogastroenterol Motil, 2018; 30: e13275
13）Fukudo S, et al: Neurogastroenterology Motil, 2018; 30: e13444
14）日本消化器病学会関連研究会慢性便秘の診断・治療研究会：慢性便秘症診療ガイドライン 2017，南江堂，東京，2017
15）Ford AC, et al: Am J Gastroenterol, 2018; 113(Suppl 2): 1-18. doi: 10.1038/s41395-018-0084-x.

3-6 胆汁酸トランスポーター阻害薬 エロビキシバット

稲森 正彦[1)]、飯田 洋[1)]、岩田 悠里[1)]、藤田 浩司[2)]
[1)] 横浜市立大学医学部医学教育学、[2)] 横浜市立大学附属病院臨床研修センター

ポイント

1. 胆汁酸は、回腸末端の胆汁酸トランスポーター（IBAT）などにより約95%再吸収され、再び胆汁として分泌される。
2. 胆汁酸は腸管内に水分を分泌させ、セロトニンを介して蠕動反射を引き起こす。
3. IBATを阻害し胆汁酸再吸収を抑制して慢性便秘に効能を発揮する。

1. 胆汁酸の生理

胆汁酸は、肝臓でコレステロールから生合成されるステロイド化合物です。肝臓で合成されて、そのうちの多くがグリシンまたはタウリン抱合を受けたのちに胆汁の主成分として分泌されて、いったん胆嚢に蓄えられます。その後、食事に伴って腸管へ分泌されて、そこで膵液と混合してリパーゼを活性化させ、食事中の脂質とミセルを形成しその吸収を促進します。さらに、胆汁酸自身が腸管から再吸収されること、および肝臓におけるコレステロールから胆汁酸への変換を介して、コレステロール代謝を調節する役割を担っています[1)]。

腸管に分泌された胆汁酸は腸内細菌により脱抱合、脱水酸化反応などの修飾を受け、その一部は一次胆汁酸（コール酸、ケノデオキシコール酸など）から二次胆汁酸（デオキシコール酸やリトコール酸など）となります。また、**小腸に分泌された胆汁酸の約95%は、回腸末端に存在する胆汁酸トランスポーター（ileal bile acid transporter：IBAT）などにより再吸収され、門脈を経て肝臓に戻り、再び胆汁として分泌されます。この経路は腸肝循環（entero-hepatic circulation）と名付けられています**（図1）。一方、再吸収されなかった残りの5%の胆汁酸は、便により排出されます。

胆汁酸は、大腸腸管上皮細胞に存在する膜通過型Gタンパク質共役受容体5（transmembrane G protein-coupled receptor 5：TGR5）に作用します。そこでは環状アデノシン一リン酸（cyclic adenosine monophosphate：cAMP）を介して嚢胞性線維症膜貫通調節因子（cystic fibrosis transmembrane conductance regulator：CFTR）を活性化し、腸管内にClイオンの分泌を促します。また、腸クロム親和性細胞（enterochromaffin cells：EC細胞）上のTGR5を介してセロトニンを放出させ、粘膜下層の内在性感覚神経に作用し蠕動反射を引き起こします。つまり、**水分分泌と蠕動運動の両作用を併せ持っています**[2)]。

胆汁酸はこのような作用を持つため、腸肝循環の傷害による下痢（胆道閉塞・閉塞性黄疸、胆嚢摘出後、回腸切除後、腸内フローラの変化など）が報告されており[3)]、その作用を慢性便秘の

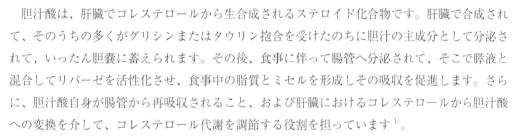

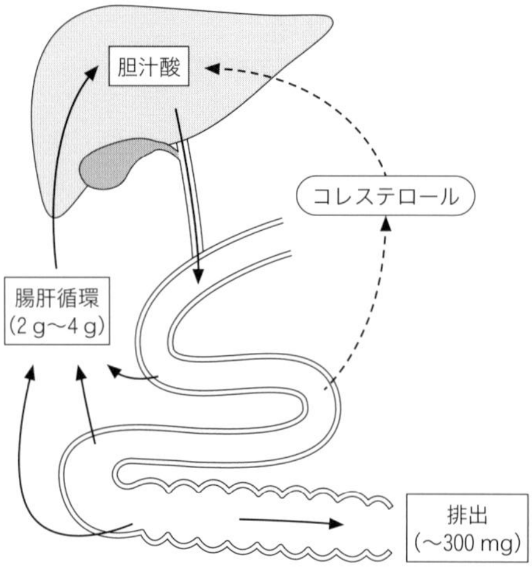

図1　**腸肝循環**

治療に用いることができないか、という試みが以前からされていました。たとえば、Raoら[4]の女性の便秘型過敏性腸症候群患者を対象としたランダム化比較試験があります。胆汁酸の一種であるケノデオキシコール酸を4日間投与することにより、プラセボと比較して用量依存的に腸管運動を促進させ、排便回数の増加、便形状や腸管通過時間の改善を認めたという報告です。ただし、副作用として約半数におそらく腸蠕動亢進によるものと考えられる腹痛が生じたとのことです。

2. エロビキシバットの登場

エロビキシバットは脂質異常症改善薬の探索において見出された化合物を基に開発された低分子化合物です。エロビキシバットは動物実験などで、**回腸末端部の上皮細胞に発現しているIBATを阻害し、胆汁酸の再吸収を抑制することで大腸管腔内に流入する胆汁酸の量を増加させること**、また腸肝循環に作用し、肝臓での胆汁酸合成を促進させて内在性胆汁酸を増加させる作用を有していることがわかりました（図2）。ヒトにおいても腸管へ流れ込む胆汁酸が増加して腸管内の胆汁酸濃度が上昇することにより、大腸管腔内に水分を分泌させるとともに消化管運動を促進させ、便秘治療効果が発現すると考えられたため、2012年4月より慢性便秘症治療薬としての開発が始まりました[5]。

国内第Ⅱ相試験[6]は163例の慢性便秘患者を解析対象として行われた、プラセボ対照無作為化二重盲検多施設共同並行群間比較試験です。エロビキシバット5、10、15 mgまたはプラセボを、1日1回14日間朝食前経口投与し、投与期間第1週における自発排便回数の観察期間第2週からの変化量を有効性の主要評価項目としたもので、10 mg群および15 mg群はプラセボ群に対して有意に増加していることが示されています。

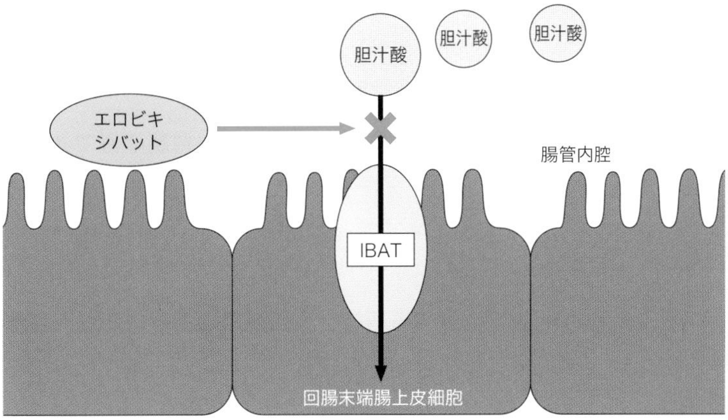

図 2　**エロビキシバットの作用機序**

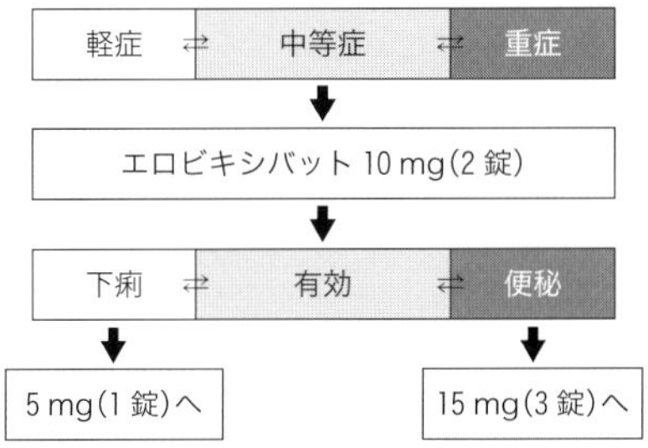

図 3　**エロビキシバットの使用法**

国内第Ⅲ相試験[7]は、日本人の慢性便秘症患者 132 人を解析対象として行われたプラセボ対照無作為化二重盲検比較試験です。1 日 1 回エロビキシバット 10 mg またはプラセボを 2 週間経口投与し、投与期間第 1 週における自発排便回数の観察期間第 2 週からの変化量を主要評価項目とした試験で、エロビキシバット 10 mg のプラセボに対する優位性が示されています。また副次評価項目である完全自発排便回数の変化量、初回自発排便発現までの時間、便の硬さなどでも統計学的に有意な改善が示されました。

国内長期投与試験[7]は日本人の慢性便秘症患者 340 人を解析対象とした 52 週間の非盲検臨床第Ⅲ相試験で、エロビキシバット長期投与時の有効性、安全性を検討したものです。エロビキシバット 1 日 1 回 10 mg を初期投与量として 7 日間経口投与し、それ以降は症状に応じて 1 日 1 回、5、10、15 mg の範囲で適宜増減可能として 52 週間投与されました。その結果、自発排便回数、完全自発排便回数および便の硬さなどの便秘に関連する改善効果が投与第 1 週より認められ、52週まで良好に維持されました。また、投与期間が長くなるのに伴い排便に関する満足度が増加する傾向がみられたことに加え、日本語版patient assessment of constipation quality of life questionnaire（JPAC-QOL）[8]のスコアについて投与前と比較し、有意な低下が認められました。

いずれの試験においても**主な副作用は、腹痛、下痢などの胃腸障害であり、重篤な副作用は認められませんでした**。これらのデータを踏まえて2018年1月にわが国でエロビキシバットが認可されました。投与方法は10 mgを1日1回食前経口投与であり、用量の適宜増減（最高用量15 mg/日）が可能な薬剤です（図3）。

エロビキシバットは慢性便秘症に対する新しい作用機序の薬剤であり、臨床試験を経て認可されています。従来からの胆汁酸研究の知見も踏まえ、今後腸内細菌に対する作用など興味深い研究課題もあり、今後の臨床的特徴の集積とともに興味深い薬剤の1つであります[9,10]。

◆用語解説

腸肝循環：腸管に分泌された胆汁酸の約95％は、回腸末端に存在するIBATなどにより再吸収され、門脈を経て肝臓に戻り、再び胆汁として分泌される。この経路は腸肝循環と名付けられている。

ピットフォール

- **エロビキシバットの腸蠕動促進作用による腹痛が報告されており臨床的に留意する。**

参考文献

1）内田清久：胆汁酸と胆汁．創英社／三省堂書店，東京，2009
2）Bunnett NW: J Physiol, 2014; 592: 2943-2950
3）小西考宜，ほか：外科と代謝・栄養，2013；47：41-43
4）Rao AS, et al: Gastroenterology, 2010; 139: 1549-1558.
5）池田尚紀，ほか：日本薬理学雑誌，2019；153：129-138
6）Nakajima A, et al: J Gastroenterol, 2018; 53: 525-534
7）Nakajima A, et al: Lancet Gastroenterol Hepatol, 2018; 3: 537-547
8）Nomura H, et al: J Gastroenterol, 2014; 49: 667-673
9）中島　淳，ほか：消化器病学サイエンス，2019；3：87-89
10）中島　淳：新薬と臨牀，2019；68：195-201

3-7 プロバイオティクス

福井 広一、富田 寿彦、三輪 洋人
兵庫医科大学内科学消化管科

ポイント

① プロバイオティクスとは、適正な量を摂取したときに有用な効果をもたらす生きた微生物を指し、腸内細菌のバランスを改善することにより人に有益な作用をもたらす。

② プロバイオティクスは腹部症状を悪化させることなく、便回数を有意に増加させ、腸管通過時間を短縮させる。

③ プロバイオティクスによる便秘治療の課題として、投与期間や自覚症状の改善効果に関するエビデンスが乏しい点がある。また、どの種類のプロバイオティクスがより有効かについてもデータの蓄積が必要とされている。

はじめに

便秘の原因として、食事や睡眠などのライフスタイル、加齢、基礎疾患の合併（精神疾患のうつ病や代謝性疾患の糖尿病など）、便秘の原因になる薬剤の使用など、さまざまな要因がありますが、近年では腸内細菌の異常も便秘の原因として注目されています。したがって、プロバイオティクスによる腸内細菌叢の是正が便通異常の改善に寄与する可能性があります。実際、さまざまな臨床試験のメタ解析の結果、『慢性便秘症診療ガイドライン 2017』では**「慢性便秘にプロバイオティクスは有効か？」という clinical question に対し、エビデンスレベル B、推奨の強さ（合致率）2（96%）とされています**[1)]。

1. 慢性便秘患者に対するプロバイオティクスによる治療の臨床試験

慢性便秘患者が困っている症状は腹痛、腹部不快感、排便回数減少、便性状が硬い、残便感などさまざまです。プロバイオティクスがどの症状に有効かに関しては議論の余地がありますが、エビデンスレベルの高い治療効果に限定して概説します。

1）プロバイオティクスは排便回数を有意に増加させる

慢性便秘患者に対し、*Lactobacillus* 属や *Bifidobacterium* 属の菌株を単種類または複数種混合したプロバイオティクスを投与したランダム化比較試験の報告で、プロバイオティクスが排便の回数を有意に増加させることが報告されています。さらに、それらのランダム化比較試験をまとめたメタ解析でも、プロバイオティクス投与が排便回数の増加[2-4)]と腸管通過時間の短縮[5)]に有用であることが示されています。

第1章 第2章 第3章 第4章

2）プロバイオティクスは慢性便秘患者の腹部症状を改善させる可能性がある

Lactobacillus 属や *Bifidobacterium* 属の菌株を単種類または複数種混合したプロバイオティクスの投与により、便形状の改善、便の排出しやすさ、残便感、排便時痛などの自覚症状が改善するとの報告があります[2-4]。しかしながら、メタ解析レベルではそれらの自覚症状が明らかに改善する確証は得られていません。プロバイオティクスの種類や投与期間などが厳密にデザインされた臨床試験によるエビデンスの蓄積が必要とされている状況です。

2. わが国における慢性便秘患者に対するプロバイオティクス治療の現状

わが国で使用されているプロバイオティクスを表1に示します。属レベルでは主に *Bifidobacterium*、*Clostridium*、*Streptococcus*、*Lactobacillus* 属に分類される菌株を単種類または複数種混合した薬剤が使用されています。大きくは生菌製剤と耐性乳酸菌製剤に分けられ、生菌製剤に含まれる菌種には、ビフィズス菌、乳酸菌、酪酸菌、糖化菌があります。偏性嫌気性菌であるビフィズス菌は回腸から大腸にかけて増殖し、乳酸および酢酸を産生して腸管運動促進作用を示します。通性嫌気性菌である乳酸菌は小腸から大腸にかけて増殖し、乳酸生成能が高いことが特徴です。酪酸菌は偏性嫌気性菌であり、芽胞を形成して大腸で増殖し、高い酪酸生成能を示します。糖化菌は偏性好気性菌であり、乳酸菌の増殖促進作用を有します。実際使用されているプロバイオティクスの多くは**表1**に示すように複数の菌種の合剤です。プロバイオティクスのなかには抗菌薬により失活するものがあり、抗菌薬との併用が必要な場合は耐性乳

表1　**プロバイオティクス製剤一覧**

分類	薬剤名	含有菌種
ビフィズス菌製剤	ビオフェルミン錠剤	*Bifidobacterium bifidum*
	ビフィスゲン散	*Bifidobacterium*
	ラックビー微粒N ラックビー錠	*Bifidobacterium longum* *Bifidobacterium infantis*
	ビオスミン配合散	*Bifidobacterium bifidum* *Streptococcus faecalis*
酪酸菌製剤	ミヤBM細粒 ミヤBM錠	*Clostridium butyricum*
	ビオスリー配合散 ビオスリー配合錠	*Enterococcus faecium* *Clostridium butyricum* *Bacillus subtilis*
乳酸菌製剤	ビオフェルミン配合散	*Streptococcus faecalis* *Bacillus subtilis*
耐性乳酸菌製剤	耐性乳酸菌散10%トーワ ビオフェルミンR散 ビオフェルミンR錠	*Streptococcus faecalis*
	レベニン散/錠	*Bifidobacterium infantis* *Lactobacillus acidophilus* *Streptococcus faecalis*

酸菌製剤の使用も考慮されます。耐性乳酸菌製剤には主に *Streptococcus faecalis* が含まれていますが、限定された抗菌薬に対してのみ耐性を示すことに留意する必要があります。

3. プロバイオティクスが有益な作用をもたらす機序

プロバイオティクスが生体に有益な作用をもたらす機序に関しては、さまざまな報告があります。直接的な作用としては、①**プロバイオティクスによって産生される有機酸による殺菌作用**、②**腸管粘膜上皮への付着部位を病原菌と競合し、その定着を阻害する作用**、③**病原菌と栄養素獲得を競合してその増殖を抑制する作用**があると考えられています[6)]。そのほかには、**腸管上皮のバリア機能の強化、発酵による腸管内環境の維持、腸管免疫システムの維持、ストレスが誘因となる内臓知覚過敏の軽減に関する作用**もあると考えられています[6,7)]。

◆用語解説

短鎖脂肪酸：炭素の数が6個以下の脂肪酸で、ヒトの大腸で食物繊維やオリゴ糖を腸内細菌が発酵することにより生成される。酢酸、プロピオン酸、酪酸などが含まれる。

乳酸菌：「乳酸菌」という呼び名はグラム陽性の桿菌・球菌のカタラーゼ陰性、内生胞子を形成せず、消費したグルコースの50%以上を乳酸に変換し得る細菌の総称で、26属・381種の存在が確認されている[8)]。

ⓘ ピットフォール

- 器質的疾患を必ず除外：慢性便秘を訴えるほとんどの患者さんは画像検査上便秘となる原因が認められない機能性便秘の方である。しかしながら、大腸がんやほかの器質的疾患が便秘の原因になっていないか、大腸内視鏡検査とそのほかの検査法で必ず除外診断をしておくことが重要。
- 腸内細菌叢とプロバイオティクスの効果：プロバイオティクスは腸内細菌叢を変化させ、前述の機序で生体に有益な作用をもたらすと考えられている。これまでのプロバイオティクスに関する臨床研究で効果判定がその投与から少なくとも1週間以上あとに行われていることが示すように、プロバイオティクスの効果は即効性ではない。また、腸内細菌叢の構成に関しては、個々の方で大きく異なるだけでなく、抗菌薬投与などによって影響を受けても、その効果が消失すると元来の細菌叢の構成に戻る傾向があることが知られている[9)]。これらのことから、プロバイオティクスの効果を持続させるためには継続的な投与が必要かもしれない。

参考文献

1）日本消化器病学会関連研究会慢性便秘の診断・治療研究会：慢性便秘症診療ガイドライン 2017．南江堂，東京，2017
2）Kobnick C, et al: Can J Gastroenterol, 2003; 17: 655-659
3）Jayasimhan S, et al: Clin Nutr, 2013; 32: 928-934
4）Del Piano M, et al: J Clin Gastroenterol, 2010; 44(Suppl 1): S30-S34
5）Miller ME, et al: World J Gastroenterol, 2013; 19: 4718-4725
6）高橋志達，ほか：臨床と微生物，2006：33：147-151
7）Barbara G, et al: J Clin Gastroenterol, 2012;46(Suppl 1): S52-S55
8）辨野義己：モダンメディア，2011：57：277-287
9）Shade A, et al: Front Microbiol, 2012; 3: 417

3-8 プロカイネティクス

財 裕明
東邦大学医療センター大森病院総合診療・急病センター

ポイント

① 便秘治療は残便感のない自然発生的排便の実現が目標であり、大腸運動機能が深く関わっている。
② 消化管運動機能不全の存在が下剤の効果を不十分なものとしている場合がある。
③ わが国ではプロカイネティクスはメインとなる下剤に追加投与し治療効果の改善を目指す方法が現実的である。
④ プロカイネティクスはそれぞれに作用機序の違いがあり便秘の病態に即した選択が望ましい。

1. 便秘治療薬におけるプロカイネティクスの位置づけ

『慢性便秘症診療ガイドライン 2017』において、プロカイネティクスは「第5章　治療 CQ5-07　慢性便秘症に消化管運動賦活薬は有効か？」で触れられていますが、内容の多くはわが国で承認されていない 5-HT_4 受容体作動薬の海外における治療成績に基づいており〔推奨の強さ（合意率）: 2（96%）・エビデンスレベル：A〕、わが国の実地臨床に馴染まない内容となっています。これは、わが国で使用可能なプロカイネティクスで慢性便秘症の適応を有する薬剤がほとんど存在しないことが背景にあります。

2. 便秘診療における海外とわが国におけるプロカイネティクスの違い

今日、わが国においてプロカイネティクスの単剤投与が便秘に対し有効であるという明確なエビデンスはありません。その一方海外では、新しく開発された薬剤（主に 5-HT_4 受容体作動薬）への肯定的評価も少なくありません[1,2]。それら新規化合物は、より高い受容体選択性と高い活性を示す構造を有しているとともに、とくに心血管系（不整脈）への副作用を念頭に安全性の強化が図られています。便秘症例において排便を有意に促進する臨床用量と hERG チャネルへ影響をおよぼす（QT 延長）可能性のある用量の差は、少なくとも数百から数千倍は担保されているようです。わが国で発売されている各プロカイネティクスは、おおよそ 30〜50 年ほど前に創製されたものであり、安全性の面からも排便を促す大腸運動を確実に引き起こすほどの用量設定は困難だと推察されています。

3. 正常な大腸運動と腸内容物の輸送

大腸の運動機能は解剖学的位置によって異なり、担う役割も異なっています。右半結腸は混和・輸送遅延（保持）の主役であり、上行結腸の slow wave（消化管平滑筋における活動電位の変化）は口側に伝播します（横行結腸より肛門側は、肛門側へ伝播）。回盲弁より排出された粥状内容物は、盲腸・上行結腸において溜め置かれ、行ったり来たり（to and fro）しながら水分や電解質の吸収が行われます。適度に水分が減り固形化された便は横行結腸、下行結腸へと順次輸送され、その間に便形状が定まり、排便時まで下行結腸～S 状結腸に貯留されます（図 1）。排便へ至るにあたり、結腸の伝播性収縮波群（colonic migrating motor complex：CMMC）、便塊を一気に移動させる高振幅性伝播性収縮波群（high-amplitude propagating contractions：HAPCs. 図 2）、排便反射、肛門括約筋の収縮・弛緩などが協調的に発生します[3,4]。近年の高解像度内圧検査による大腸運動の詳細な解析は、排便・排ガス時の肛門括約筋の弛緩と同期して発生する全結腸領域の同時収縮 / 加圧（pan-colonic pressurizations）が慢性便秘患者では減弱している事を示し[5]、このような**大腸運動機能不全も便秘の病態に深く関わっていることが明らかとなっています。**

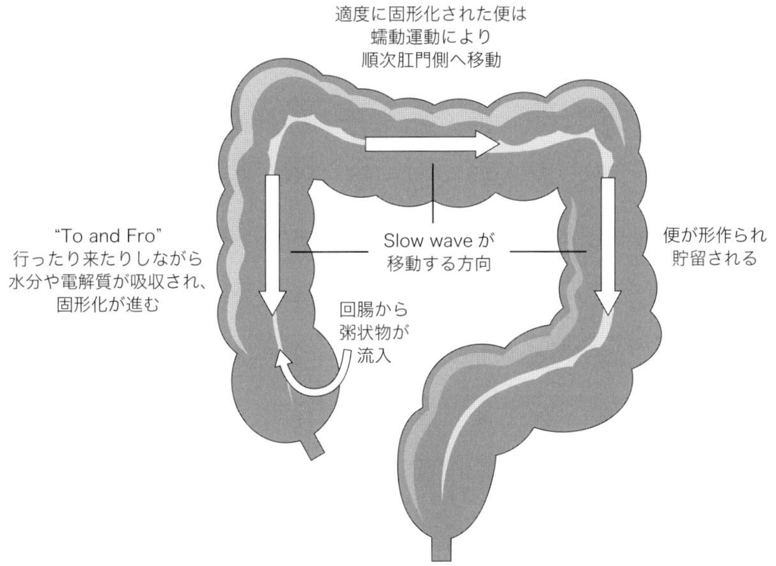

（The UNDERGRADUATE TEACHING PROJECT in GASTROENTEROLOGY and LIVER DISEASE. American Gastroenterological Association. より引用改編）

図 1　大腸は運動も機能も左右で異なる

第1章 第2章 第3章 第4章

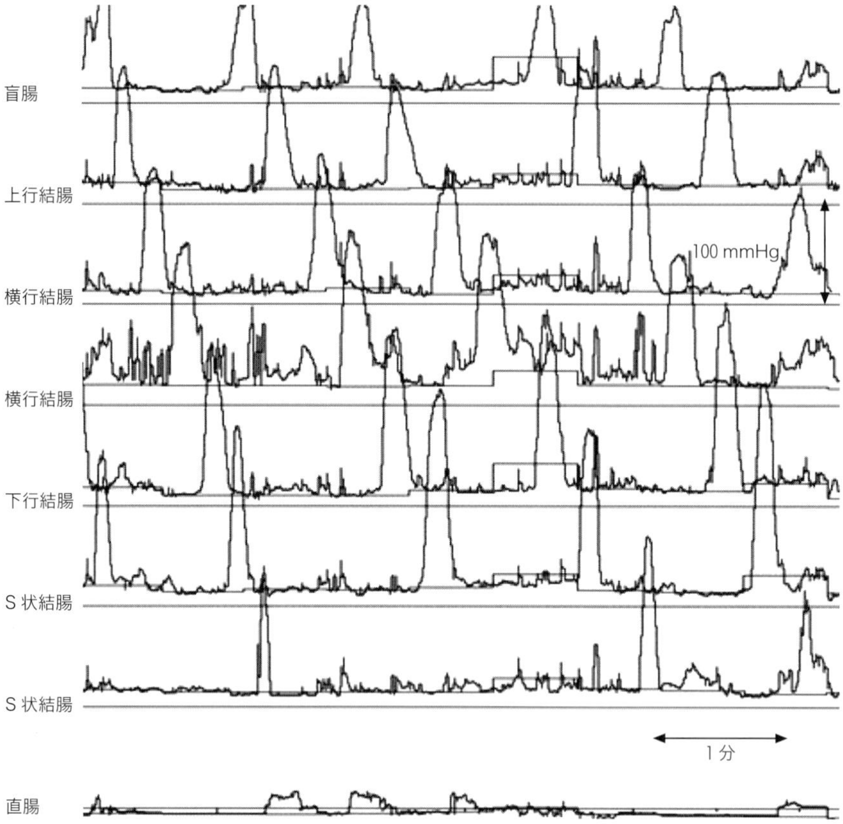

（Rodriguez L, et al: Neurogastroenterol Motil, 2013; 25: より引用改変）

図 2　**HAPCs の典型例（大腸内圧検査による収縮波形）**

非常に高い内圧を示す収縮波が短時間のうちに繰り返し、盲腸より直腸まで伝播している。

4. 慢性便秘の消化管運動機能異常とプロカイネティクス

プロカイネティクス投与による消化管運動の亢進が、単純に「ところてん式」に便を押し出し効果を発揮するわけではないことを理解する必要があります。たとえば、硬結便が貯留している状態で強力に大腸運動を亢進させたり、HAPCs や pan-colonic pressurization が発生したりすれば、腹痛を自覚し残便感のある排便となります。排便時にみられる強力な伝播性の大腸収縮運動は、内容物による腸管内圧の上昇や排便反射、排便時の意識的な肛門括約筋の弛緩などが引き金となっており、プロカイネティクスが直接誘発するものではありません。つまり一連の排便プロセスのうち、①遷延した腸管内容物の通過時間を短縮し便が硬くなる―水分の過吸収―を防止する、②排便までに下行・S 状結腸に便塊を輸送しておく、③ CMMC、HAPCs や pan-colonic pressurization の収縮力を補強する、この 3 点に対しプロカイネティクスをどのように使い、「**自然発生する残便感のない完全な排便：complete spontaneous bowel movements（CSBMs）**」を達成するか工夫することが重要となります[6)]。

5. 実地臨床におけるプロカイネティクスの使い方

わが国でプロカイネティクスが第一選択薬とならないのは、適応症の問題とともに効果に乏しいという現実があるように思われます。従来の下剤をはじめ、近年次々と上市された上皮機能変容薬は、多くの症例において十分な効果が得られるものと考えられますが、本来備わっている排便時の大腸運動機能が健全に発揮されなくては、CSBMsを達成することはできません。CSBMsの実現のためには、便中の適度な水分量の保持と腸管運動のバランスを整えることが極めて重要であり、わが国の実地臨床では、**適切に選択された各下剤をkey drugとした上で、消化管運動機能不全の併存によりCSBMsが達成できない症例に対して、プロカイネティクスを適宜追加投与するという方法が現実的**であると考えられます。

6. わが国で使用可能な主なプロカイネティクスの特徴

1）ドパミン2（D_2）受容体拮抗薬

副交感神経節後線維上のD_2受容体に作用します。D_2受容体は末梢におけるアセチルコリン遊離を抑制するため、何らかの刺激により遊離したドパミンがアセチルコリンの遊離に対しブレーキをかけている状況下において、D_2受容体拮抗薬はこのブレーキを解除します。このような理由からD_2受容体拮抗薬は運動を抑制する「ブレーキを緩める作用」とたとえられます。長期連用は、その副作用（錐体外路症状の出現、高プロラクチン血症）を避ける必要があります。

(1) メトクロプラミド（消化器機能異常治療剤）
(2) ドンペリドン（消化管運動改善剤・メトクロプラミドより脳—血液関門を通過しにくいよう構造が工夫された）
(3) イトプリド塩酸塩（消化管運動賦活剤・アセチルコリンエステラーゼ阻害作用を併せ持つ）

2）セロトニン4（5-HT_4）受容体作動薬

2019年現在、5-HT受容体は7つのファミリー、18種類のサブタイプが存在し[7)]、$5HT_4$受容体は腸管の各所（筋層間神経叢、粘膜下神経叢や内在・外在知覚神経など）に存在します。$5HT_4$受容体にサブタイプは存在しません。5-HT_4受容体作動薬は末梢よりのアセチルコリン遊離を促進することで消化管運動を亢進させるため「アクセルを踏む」と例えられます。

(1) モサプリドクエン酸塩（消化管運動機能改善剤）

上部および下部消化管運動促進作用を示します。消化管運動の低下が原因となる症状の改善に効果が期待できます。経口腸管洗浄剤によるバリウム注腸X線造影検査前処置の補助薬としても利用されています。

3）オピオイド受容体作働薬

（1）トリメブチンマレイン酸塩（消化管運動調律剤）

オピオイド受容体であるμ、δ、κ受容体に作用しますが、μ受容体に対する結合 affinity が最も高いです。消化管運動に関係する受容体はμとκであり、トリメブチンマレイン酸塩の臨床用量における薬理効果は、ほとんどすべてμ受容体を介したものです。μ受容体は副交感神経終末、副交感神経細胞体、交感神経終末に存在しますが、トリメブチンマレイン酸塩は、交感神経上のμ受容体に最も高い親和性を有していることから、低用量服用した際には、この交感神経上のμ受容体のみに作用し、アドレナリンの遊離を抑制、結果的に副交感神経からのアセチルコチンの遊離抑制を解除し、消化管運動が亢進します。高用量を服用すると、副交感神経上のμ受容体にも作用し、アセチルコリンの遊離を抑制するため消化管運動は抑制されます。したがって、便秘の改善効果が乏しいからと高用量を用いてはなりません。

おわりに

消化管運動の促進は、消化管内腔圧の増大、管腔内に存在する内容物の移動、さらには消化管における知覚の変化も引き起こします。**消化管運動機能をプロカイネティクスにより調整することは、そのほかの消化管機能との相互関係を変えるという理解が必要であり、便秘診療においてはその変化を CSBMs の達成につなげる工夫が必要**です。本項の内容は機能性便秘症をターゲットにしたものとなっていますが、糖尿病をはじめとする代謝性疾患、パーキンソン病などの神経疾患、膠原病、そして向精神病薬投与で引き起こされる重度の難治性便秘症では、消化管運動機能障害の改善が極めて重要な治療ポイントとなります。強力に消化管運動を賦活し、病態に応じ柔軟に用量設定ができる安全性の高いプロカイネティクスの登場が待たれます。

◆ 用語解説

CSBMs：2012年に米国食品医薬品局が、慢性便秘や便秘型過敏性腸症候群の治療薬開発におけるエンドポイントとして、週あたりのCSBMsの回数を排便頻度としたガイダンスを示したことから、便秘治療において重要視される指標となった。

hERG：心筋活動電位の再分極を担う、カリウムイオンチャネルをコードする遺伝子。hERG カリウムイオンチャネルへの結合のしやすさは致死的不整脈発生のリスクとなる。5-HT_4 受容体作動薬であるシサプリドやテガセロッドはこのリスクのため製造中止となった。

ピットフォール

- **保険適用上、トリメブチンマレイン酸塩だけが便秘型過敏性腸症候群に対して投与可能であり、そのほかのプロカイネティクスは慢性便秘症の適用を有さない**
- **グローバルの現状は、便秘治療に期待されるプロカイネティクスは 5-HT_4 受容体作働薬である**

参考文献

1) Bassotti G, et al: Nat Rev Gastroenterol Hepatol, 2009; 6: 324-325
2) Tack J, et al: Neurogastroenterol Motil, 2016; 28: 487-497
3) Bharucha AE: Neurogastroenterol Motil, 2012; 24: 977-982
4) Kendig DM, et al: Neurogastroenterol Motil, 2015; 27: 899-905
5) Corsetti M, et al: Am J Gastroenterol, 2017; 112: 479-489
6) Corsetti M, et al: Neurogastroenterol Motil, 2013; 25: 453-457
7) Daniel H: Academic Press, 2019; Chapter Four: 63-93

3-9 漢方薬

山内 浩[1)]、大野 修嗣[2)]
[1)] 山内クリニック（神奈川県相模原市）、[2)] 大野クリニック（埼玉県小川町）

はじめに

「便秘は万病のもと」などといわれます。古来、わが国では種々の便秘症に対して中国伝来医薬である漢方薬を用いた治療が行われてきました。漢方薬は日本人の体質や風土に合った有効かつ安全性の高い処方が長い歴史のなかで選別され、今日まで脈々と伝承されてきたものと思われます。

さて、わが国では、「医療用漢方製剤」として漢方薬が薬価収載されてから早や40年近く経過しました。その早期から筆者らは漢方治療を実地臨床に活用してまいりました。便秘治療にあたっては、近年増加しつつある大腸がんなどによる腸管狭窄や、子宮筋腫などの腹腔内腫瘍による腸管圧排による便秘などの症候性便秘の除外診断が重要ですが、いわゆる常習性便秘、生活習慣や体質から生じる機能性便秘は、漢方治療のよい適応となっています[1-6)]。

さらに、センノシドなどのアントラキノン系腸管刺激薬の習慣性や、腹痛、残便感などの副作用から、最近、腸管上皮機能変容薬（ルビプロストン、リナクロチドなど）が発売、処方されています[6,7)]。一方、高齢者や胃腸虚弱者などの漢方的に虚証の患者さんには、とくに麻子仁丸、潤腸湯などがよい適応となります。

体力が低下した虚証の患者さんには、生薬として人参などの補気薬や麻子仁などの滋潤薬の入った処方で腸管機能が改善し、気持ちよい排便が得られることが多いです。

これらの処方の構成生薬の麻子仁、杏仁、桃仁、大黄には、それぞれが単独でも大腸上皮で水分分泌を引き起こし、便を軟化させることなどがごく最近、発見され、作用機序の解明が進みつつあります[6,7)]。さらに**漢方治療では、便秘のほかに月経不順や不眠、胃腸虚弱、体力低下などの随伴症状、全身症状なども同時に改善することが期待できます。**

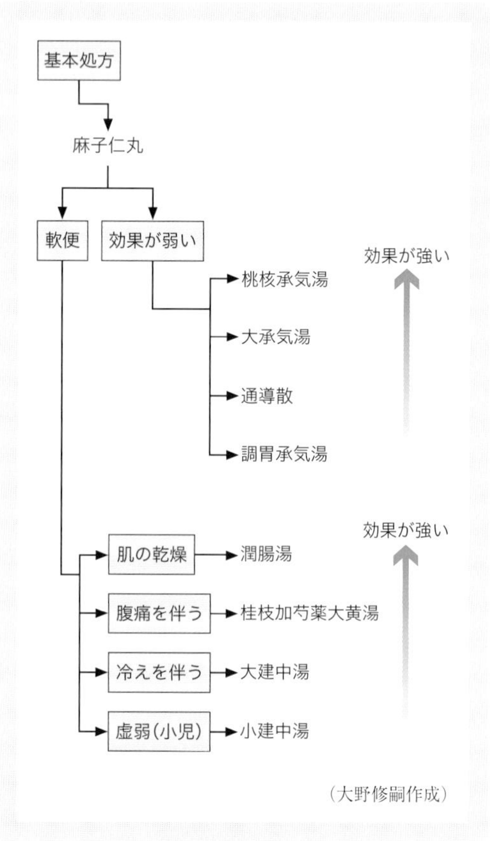

図1　便秘に対する頻用処方

また、便秘症に対しては、規則正しい排便習慣、適度な繊維質の摂取、冷飲食を避ける、腹八分で過食しない、十分な睡眠などの生活習慣改善、日常のストレスに対する精神的側面への配慮なども必要です。本稿では日常臨床において慢性便秘症に頻用される漢方薬を概説します[1-3]。

1. 便秘の頻用処方解説

ここでは、大野の分類[2]に従い、筆者らの経験を交えて述べます（図1）。

なお、各方剤の組成の数値はグラム数で、製薬会社により異なることがあります。

1）気うつを伴う便秘（気秘症）

気うつの症状とは、抑うつ気分、頭帽感、あるいは、不安感、腹部膨満感などを指します。

（1）麻子仁丸（漢方製剤番号 126、以下同）

原典：傷寒論、金匱要略

組成：麻子仁 5、杏仁 2、枳実 2、厚朴 2、大黄 4、芍薬 2

（＝大承気湯の構成生薬である芒硝を麻子仁、杏仁、芍薬に変えたもの）

麻子仁はリノール酸、リノレン酸など、杏仁はオレイン酸などの脂肪酸を含み、これらが腸管からの水分の吸収を緩徐にするなどによって、便を軟らかくして、ボリュームを増大させ、便を滑らせて排便を促します。

一方、気うつに対して、枳実・厚朴は精神的緊張を緩和して自律神経系を副交感神経優位の状態に導き、腸管の蠕動運動を補佐しています。

大黄で大腸を刺激しますが、刺激しすぎて腸管が痙攣するのを芍薬（鎮痙、鎮痛作用）が予防しています。

便秘は一般に、熱秘、気秘、燥秘といった分類もありますが、本方剤はそのほとんどに対応できる頻用処方であり、あらゆる便秘に対して広く使用され、応用がきくようです[4]。

また、本方剤には甘草は含まれないので、甘草による低カリウム血症などの副作用の心配がないのも特徴でしょう。

（2）大柴胡湯（8）

原典：傷寒論、金匱要略

組成：柴胡 6、半夏 4、黄芩 3、芍薬 3、大棗 3、枳実 2、生姜 1、大黄 1

柴胡、黄芩に枳実が配合され、上腹部、季肋部周辺が重苦しく感じる「胸脇苦満」と同時に、「心下痞」（心窩部がつかえる感じがするがそこに圧痛はないもの）に対応し、鎮静作用も持っています。大黄が加味されることで、清熱作用（消炎）が増強され、駆瘀血（うっ血、末梢の循環障害を除去）作用も持ち合わせています。**芍薬が配合され、その鎮痙作用によって胆石や消化管の痙攣性の疼痛にも役立ちます**。大棗、生姜は脾胃（胃腸機能）の不調の改善を下支えしています。

使用目標：裏熱実証用の柴胡剤で、便秘傾向の患者さんに用います。

柴胡剤中で最も実証用の漢方薬で、抑うつ気分、胸脇部と心窩部の腹張などと、腹診上の胸脇苦満（季肋部の重圧感または軽い圧痛）、弦脈（弓のつるをピーンと張ったような感じに触れる、緊張のよい脈）などが目標です。便秘自体に対する効力は比較的弱く（大黄1g）、その他の症候がそろえば便秘がなくとも用いることができます。弛緩性、痙攣性のいずれの便秘にも使用可能です。

臨床応用：慢性肝炎、脂肪肝、胆石症、胆嚢炎、肥満症、高血圧、不眠症、糖尿病など

(3) 通導散（105）

原典：万病回春

組成：当帰3、紅花2、蘇木2、大黄3、芒硝1.8、枳実3、厚朴2、木通2、陳皮2、甘草2

代表的な駆瘀血剤です。当帰、紅花、蘇木に強力な駆瘀血、活血作用があります。

通導散は、さらに、大承気湯（大黄・芒硝・枳実・厚朴）と調胃承気湯（大黄・芒硝・甘草）を合わせた漢方薬です。これに消炎・利水（体内水分調節作用）の木通が加味され、枳実・厚朴・陳皮には気うつに対する効果が期待できます。主に弛緩性の便秘に使用します。

使用目標：裏熱実証（便秘）と瘀血の症候が目標になります。

枳実、厚朴が配合されていることから気うつも目標になります。腹診では、少腹硬満（下腹部の抵抗、圧痛）が特徴的です。まとめると、実証、瘀血、気うつの便秘に応用されます。便秘に対する効果は桃核承気湯（後述）に次いで強力です。

臨床応用：月経不順、月経痛、便秘、更年期障害、打撲、皮下出血

桃核承気湯よりも瀉下作用はやや弱く、その分使いやすい処方です。がん疾患で瘀血徴候が強い患者さんにも、下痢しない程度に用量を調節（1日1～2包）して便通を十分につけてゆくと経過のよい例が経験されます。がんは漢方的には瘀血のかたまりである、という説もあります[8]。

2）気逆の便秘

気逆の症状は、イライラ、焦燥感、発作性の頭痛、動悸、冷え、のぼせなどです。

(1) 桃核承気湯（61）

原典：傷寒論

組成：大黄3、芒硝0.9、桃仁5、桂皮4、甘草1.5

大黄・芒硝・甘草は調胃承気湯です。これに駆瘀血剤の桃仁が加味され、桂枝・甘草は気逆に有効で、気分を落ち着かせる作用があります。**エキス製剤のなかで便秘に対し最も効果の強い漢方薬といえます。**

使用目標：裏熱実証用です。他の漢方薬が無効の便秘、月経異常、のぼせ、ヒステリーなど、

気逆にまつわる精神不穏、腹診で小腹急結（左下腹部、S状結腸部の圧痛）が使用目標として特徴的です。エキス製剤のなかで最も効果が強い瀉下剤である本剤が、通常便の症例には下痢を起こさず、使えることが漢方薬の不思議なところです。まとめると実証、気逆、瘀血の便秘に用いられます。便秘に対する効力は強力です。主に弛緩性の便秘に使用します。

瘀血に対する基本方ですが、瀉下作用も強いのでやや使い難い面もあります。少量から試すとよい場合があります。

臨床応用：月経異常、便秘、精神不穏、腰痛、痔核

(2) 三黄瀉心湯（113）

原典：金匱要略

組成：黄連3、黄芩3、大黄3

使用目標：すべて清熱に作用する生薬から構成され、黄連解毒湯とともに清熱剤の代表的漢方薬です。黄連・黄芩の組み合わせから瀉心湯類に分類され、気逆に対する降気作用をもっています。

裏熱実証用であり、気逆による目の充血、のぼせ・イライラ、胸部・心窩部の痞え感、便秘を目標とします。腹診では、心下痞鞕（心窩部腹壁に抵抗があり、時に圧痛を伴う）が目標になります。証は黄連解毒湯に類似して、さらに便秘があるものです。便秘に対する効力は中等度です。主に弛緩性の便秘に使用します。

臨床応用：便秘、掻痒感・発赤を伴った皮膚疾患、鼻出血、痔出血、精神不穏、不眠症、高血圧

(3) 調胃承気湯（74）

原典：傷寒論

組成：大黄2、芒硝0.5、甘草1

大黄・芒硝の清熱瀉下作用を甘草が調和して、胃の不調にも対応しています。大黄甘草湯に芒硝を加味して便の軟化を促しています。

使用目標：腹満、心下痞、便秘。気逆に対する作用は穏やかです。

臨床応用：食欲不振を伴った便秘で、硬便のものに適しています。比較的短期間使用する場合が多いです。

3) 瘀血の便秘

瘀血とは、生理痛、月経痛、紫斑、細絡（毛細血管の拡張）、皮膚の甲錯（皮膚が鱗のようにひび割れること）、色素沈着、口唇・舌の暗紫色化、舌下静脈の怒張などの症候を意味します。

(1) 桃核承気湯（61）：瘀血と気逆の症候が使用目標になります（前述）。

(2) 通導散（105）：瘀血と気うつの症候が使用目標になります（前述）。

(3) 大黄牡丹皮湯 (33)

原典：金匱要略

組成：大黄 2、芒硝 1.8、牡丹皮 4、桃仁 4、冬瓜子 6

大黄・芒硝は清熱剤であり、瀉下剤の要薬。牡丹皮・桃仁・冬瓜子はいずれも駆瘀血剤で、駆瘀血作用は桃核承気湯より強いと考えて差し支えありません。本来は「腸癰」(腸管の炎症)に対して作られた漢方薬と考えられています。桃核承気湯や通導散と異なり気剤の生薬は含まれておらず、瘀血・便秘で気の問題がない場合に適しています。

使用目標：裏熱実証用で、右下腹部の圧痛・抵抗、脈は沈実脈。

臨床応用：急性期、初期の虫垂炎に有効であり、たとえ軟便傾向であっても使用可能です。十分な現代医学的処置 (抗菌薬、補液等) のもとで併用されます。化膿時には要注意で、勧められません。骨盤内の子宮および子宮付属器の炎症にも使用可能です。便秘に対する効果は中等度です。

4) 血虚の便秘

血虚とは生理痛、月経不順、冷え、しびれ、青白い顔色、脱毛、皮膚枯燥、爪の脆弱化、細脈などの症候が出現した場合です。生理痛・不順は瘀血の徴候でもありますが、血虚を瘀血の1つの亜型 (虚証の瘀血) ととらえるとわかりやすいです。

(1) 潤腸湯 (51)

原典：万病回春

組成：麻子仁 2、杏仁 2、枳実 2、厚朴 2、大黄 2、当帰 3、地黄 6、黄芩 2、桃仁 2、甘草 1.5

麻子仁から大黄までは麻子仁丸去芍薬で、当帰、地黄で腸管を潤して排便を促します。さらに駆瘀血剤の桃仁と清熱剤の黄芩と甘草を配合しています。**麻子仁丸と比較すると、麻子仁5g→2g、大黄4g→2gと作用が穏やかであり、よりコロコロな硬い便に適しています。**

使用目標：裏熱虚証用で、体質・体力的な虚証であって血虚の症候があるもの。

臨床応用：弛緩性、痙攣性のいずれの便秘にも使用可能で、便秘に対する効果は穏やかです。

(2) 十全大補湯 (48)

原典：和剤局方

組成：人参 3、蒼朮 3、茯苓 3、甘草 1.5、当帰 3、地黄 3、芍薬 3、川芎 3、桂皮 3、黄耆 3

人参から甘草までは補気剤の四君子湯、当帰から川芎までは補血剤の四物湯で、両者の組み合わせを八珍湯といいます。八珍湯にさらに桂枝と黄耆を加味した構成です。したがって気虚と血虚の両方の症候がそろうと適応になります。

使用目標：気血両虚。大黄剤で腹痛が起こるような虚証、寒証に適応します。

臨床応用：軟便傾向のない体力低下、疲労倦怠感、盗汗、便秘、貧血

5）寒証の便秘

(1) 大建中湯 (100)

原典：金匱要略

組成：山椒 2、乾姜 5、人参 3、膠飴 10

山椒・乾姜は裏を温める作用が強く、大熱（温める効果が強い）に相当する生薬です。乾姜（ショウガ科ショウガの根茎）が多いのも特徴です。大黄が清熱性刺激薬とすれば、山椒は温熱性刺激薬です。人参は温薬で、これも消化管を温めて機能を回復させます。また、膠飴（粳米粉や小麦粉を蒸し麦芽で糖化させたもの）と協力して気力体力を補い、**消化管の血流を改善して排便を促す作用があります**。

使用目標：裏寒虚証用。虚証、寒証、腹痛が目標。蠕動不穏も目標となりますが、腸雑音が低下していても使用可能です。

臨床応用：消化管の冷え、腸管運動障害、ときに腎結石の発作時にも使われます。便秘に対する効力は穏やかです。腹部術後の癒着障害の予防と治療、イレウスの治療には頻用され、作用機序の研究も進んでいます[6,7]。

(2) 桂枝加芍薬湯 (60)

原典：傷寒論

生薬構成：桂皮 4、芍薬 6、甘草 2、大棗 4、生姜 1

桂枝湯の芍薬を 1.5 倍に増量した構成です。芍薬の鎮痙作用が前面にでています。芍薬と甘草以外は温性の生薬です。

使用目標：裏寒・虚証用です。**寒証の傾向にあり、お腹が冷えやすく、腹痛・腹部膨満感などを伴った便秘または下痢を目標に用います**。渋り腹、腹診では腹皮拘急（両側の腹直筋が緊張している所見）がよい目安となります。

臨床応用：妊娠中の便秘。過敏性腸症候群の中心的漢方薬

小建中湯 (99) は、桂枝加芍薬湯に膠飴が加味されたものです。甘くてたいへん飲みやすく、小児の便秘、虚弱体質の改善にしばしば用いられます。便秘に対する効力は穏やかです。小建中湯に補気薬の黄耆を加えた黄耆建中湯 (98) も便秘を含め、小児虚弱体質全般の改善に有効です。アトピーなどのアレルギー体質の改善にも黄耆建中湯がしばしば用いられています。

(3) 桂枝加芍薬大黄湯 (134)

原典：傷寒論

組成：芍薬 6、桂皮 4、大棗 4、甘草 2、大黄 2、生姜 1

桂枝加芍薬湯に大黄（2 g）が加味された処方です。大黄が配合されて裏・寒・実証用となっています。**桂枝加芍薬湯証で、便秘が改善されない場合や、便秘型の過敏性腸症候群など**

に応用されます。

2. 症例提示

【症例1】 34歳、女性、事務職。

処方：加味逍遙散（24）、合麻子仁丸（126）

主訴：便秘、腹部膨満感

現病歴：200X年8月初めから便秘となった。1日1回はなんとか出るが、コロコロしたものが少量だけで、残便感があり、お腹がはって排ガスが多い。ちょうど会社が新しい事業を始めたので、その対応でかなり悩んでおり、ストレスが多い。胃痛、腹痛や下痢もときどき起こる。内科を受診、ブチルスコポラミン臭化物（頓服）、耐性乳酸菌、テプレノンが投与された。その後、自然によくなり、また、コロコロ便に戻る。食事に気をつけ、野菜中心、ヨーグルト、ビフィズス菌などを多く摂っているが、日に日に悪化した。200X年10月中旬、漢方治療を希望し、漢方外来を受診した。

現代医学的所見：身長157 cm、体重50 kg。血圧110/60 mmHg。脈整。貧血なし。甲状腺腫なし。胸部異常なし。腹部は平坦、軟。腫瘤触知せず。直腸指診異常なし。腹部単純X線；大腸全長にガス貯留像と便秘が著明。便潜血陰性。血算、生化学検査、CRP正常。

漢方医学的所見：舌質は紅色で、うすい黄白苔におおわれ、湿潤。舌下静脈怒張（1＋）。脈は沈、弦。腹証；腹力中等からやや弱、軽度の右胸脇苦満、臍上悸あり。軽度の臍傍圧痛あり。小腹不仁なし。左腸骨窩に便塊が充満した腸索を触知。圧痛あり。

治療経過：初診時、中間からやや虚証の女性で、肝気鬱結が強いことからT24加味逍遙散7.5 gを分3で投与した。さらに兎糞状の腸燥便秘であり、油成分を多く含み便を軟化して穏やかに排便させるT126麻子仁丸5 gを分1（就寝前）で投与した。その結果、3日後より気持ちのよい排便があり、腹痛、腹部膨満などもなくなり、楽になった。1週間後より、毎日快適な便通（1日1行）がつくようになった。以後、まったく順調。その後、麻子仁丸は1包（2.5 g）、分1に減量としたが有効であった。2ヵ月後には加味逍遙散のみで便通良好となり、ときどき便秘時に麻子仁丸を頓服、というように調節している。

考察：本例の便秘、腹部膨満などの成因としては会社環境の変化に伴うストレス、肝気鬱結、気滞の関与が最も考えられ、現代医学的には過敏性腸症候群の便秘型にも矛盾しない。

加味逍遙散（和剤局方）は疏肝清熱、健脾補血、調経などの薬能があり、女性のストレス性の胃腸症状、自律神経失調症、更年期障害などに頻用され、便秘に対しても有効例が多い。構成生薬の山梔子に便軟化作用があるとされ、症例によっては、便秘のない人で下痢を引き起こす副作用が散見されるので知っておくとよい。

本例では、加味逍遙散で自律神経安定や精神不安、消化管の生理機能の改善をはかり、さらに麻子仁丸（潤腸通便）で穏やかな瀉下作用をはかることによって短期間で著効が得られた。

また、漢方所見上、女性、舌の黄白苔、弦脈、胸脇苦満、臍上悸、便秘などは加味逍遙散証を指示している。

当初、麻子仁丸の併用で便秘（コロコロ便。腸燥便秘）が改善し、その後本剤を減量〜中止できたのは、加味逍遙散の疏肝（そかん）、健脾作用も十分に発揮されてきたためであろう。

【症例 2】 32 歳、女性、事務職。
処方：桃核承気湯（61）、合大建中湯（ごうだいけんちゅうとう）（100）
主訴：慢性便秘症。お腹が張る、冷える、ゲップ
現病歴：中学生の頃から長年、便秘症であった。そのため、昔から OTC 医薬品のビサコジルが欠かせず、常習的に服用していたが、排便はあるものの、腹痛がしばしば起こる、という。その後は OTC 医薬品などを服用しているが、主訴がまったく治らない。漢方治療を希望して 200X 年 7 月、漢方外来を受診した。
現症：身長 162 cm。体重 59 kg。体格中等。血圧 90/70 mmHg と低血圧。脈整。舌診（ぜっしん）；淡紅色で、うすい白苔。舌下静脈怒張（2＋）。脈診；沈、弦、やや渋。腹部平坦、軟。腹力は中等。左腸骨窩（S 字結腸部）に抵抗圧痛（少腹急結（しょうふくきゅうけつ））を中等度認めた。便塊はとくに触知せず。食欲、睡眠は良好である。

便通は 1 週間に 2 行程度しかなく、便秘が強い。前記の OTC 医薬品の瀉下薬などを週に 1〜2 回服用して排便させている状態。排尿 1 日 4〜5 回。月経痛があり、経血量やや多く、かたまりあり（瘀血証）。冷たいものを好む。お腹が冷える。風邪をひきやすい。疲れやすい、目が疲れる。肩こり。甘いもの、生野菜、豆腐が好き。飲酒は少量のみ。

治療経過と考察：

T61 桃核承気湯 3 包（7.5 g）、T100 大建中湯 6 包（15 g）を、それぞれ分 3 で投与。最初、少し腹痛があったが、数日後から便が 1 日 1 回、気持ちよく出るようになった。

1 ヵ月後より、桃核承気湯を 2 包（5 g）に減量したが順調。主訴および腹部所見はすべて著明改善を認めた。小腹急結も消失。さらに、月経も順調で、楽になった。

2 ヵ月後、桃核承気湯 1〜2 包（2.5〜5 g）（分 1、夜）、大建中湯 4 包（10 g）（分 2、朝、夜）へと、さらに減量としたが、十分有効となった。その後も経過順調であった。

本例の常習便秘とそれに伴う諸症状に対して、腹診上の典型的な小腹急結を目標とした桃核承気湯の随証（ずいしょう）投与が奏効した。さらに、腹部の冷え、ガス膨満感が強いため、大建中湯の温（おん）裏虚寒（りきょかん）作用を加えることによって、排便機能がより正常化し、長年の常習便秘を改善、克服できている 1 例であった。

3. 漢方薬の副作用 [7)]

便秘関連の漢方処方の生薬のうち、黄芩、山梔子、大黄、麻黄（まおう）などには注意が必要です。方剤の構成生薬を覚え、理解することも必要でしょう。

黄芩（おうごん）は間質性肺炎、肝機能障害など、山梔子は腸間膜静脈硬化症や、重篤例はないが患者さんにより軟便、下痢があり、大黄は長期投与によって大腸メラノーシスをきたすことがよく知

られています。黄芩（潤腸湯、防風通聖散に含有）による間質性肺炎は頻度的には低いものの、過去に小柴胡湯の副作用報道として有名であり、発症にはアレルギー性機序が考えられ、予測不能です。黄芩製剤による肝機能障害は筆者も時々遭遇しておりますので、定期的な肝機能を含めた採血検査が大切でしょう。筆者の経験では服薬中止によって比較的速やかに回復しております。

山梔子は防風通聖散、加味逍遙散のほか、黄連解毒湯、辛夷清肺湯（しんいせいはいとう）、茵蔯蒿湯（いんちんこうとう）などに含まれ、漫然と長期投与することは禁止されています。長期投与する場合には、腹痛、下痢、便秘、腹部膨満感の出現などに注意しつつ、定期的なCT、大腸内視鏡検査の実施が望ましい、との厚労省通達がありますので十分、留意してください。煎じ薬の場合、副作用回避のため、山梔子を去方（除去）としている例もあります。

麻黄は便秘関連では防風通聖散に少量含まれており、麻黄のエフェドリンアルカロイドによる交感神経刺激作用のため、虚血性心疾患、高血圧患者などの循環器疾患では禁忌と考えたほうがよいでしょう。

また、地黄は潤腸湯、十全大補湯に含まれています。虚証であっても、胃腸がとくに虚弱な人では胃不快感、もたれ感、食欲不振などの副作用があらわれることがありますので注意してください。

おわりに

以上、便秘の漢方治療について漢方医学的分類と頻用処方を概説し、若干の症例提示を行い、副作用の留意点などを述べました。現在、慢性便秘、常習性便秘に有効な漢方薬は多種類用意されております。その方意を少しずつ理解しながら、副作用などにも注意を払い、慎重に処方することによって、西洋薬にない有効性が期待できることと思います。また、日常、漢方治療、処方を通して患者さんから学ぶことも多いことに気づかされます。

現在、西洋医学の新しい便秘薬の開発も進みつつあり、それに伴って便秘に有効な漢方処方、構成生薬成分の腸管上皮に対する水分分泌作用、糞便軟化作用などの薬理作用も今後、徐々に解明されてゆくものと期待されます。さらに、難治性、合併症などにより治療が難渋するケースでは、進歩した西洋薬と漢方薬との合理的な併用治療の進展などが望まれます。

参考文献

1）大野修嗣：漢方学舎　白熱教室．入門編．源草社，2015，東京
2）中元秀友監修、大野修嗣、小林威仁編集：西洋医学＋東洋医学　漢方薬の選択．医志倭人伝．東京医学社，2019，東京
3）慶応義塾大学病院漢方クリニック監修：漢方医学の知識．大木英二，山内浩：便秘症．成和書店，東京，p40-42，1997
4）松本克彦：今日の漢方診療指針．メディカルユーコン，1999
5）戸村光宏，ほか：漢方診療，1991；10：15-19
6）日本消化器病学会関連研究会慢性便秘の診断・治療研究会：慢性便秘症診療ガイドライン 2017，南江堂，東京，2017
7）眞部紀明，ほか：日本内科学会雑誌，2019；108：55-62
8）坂東正造，ほか：山本巌の臨床漢方．悪性腫瘍．メディカルユーコン，京都，p1198-1201，2010
9）花輪壽彦編集：便秘・下痢．漢方ハンドブック．医学書院，東京，p87-97，2019

4　便秘の自律神経調節療法

雪下 岳彦[1)]、小林 弘幸[2)]
[1)] 順天堂大学医学部病院管理学研究室、[2)] 順天堂大学医学部総合診療科学講座・病院管理学研究室

ポイント

1. 便秘に苦しむ患者さんは、日常生活に取り入れやすい具体的なアドバイスを求めて受診している。
2. 便秘診療では、脳腸相関を考慮に入れ、腸だけでなく自律神経の面からもアプローチする。
3. 自律神経のバランスを整えるのに役立つ、ゆっくりとした呼吸法を具体的に説明する。
4. 運動習慣のない患者さんへの運動指導は、導入部が最も重要なので、継続性を重視した指導を行う。

はじめに

2017年に発行された、わが国初の慢性便秘症診療ガイドラインにおいては、「慢性便秘症に対する精神・心理療法は、十分検討されているとはいえないが、有効である可能性がある（エビデンスレベルC）」となっています[1)]。とはいえ、日常の便秘診療に、リラクゼーション法や認知行動療法といった本格的な精神・心理療法を導入するのは難しいのが現状です。

そこで、私が便秘外来に導入しているのが、「自律神経調節療法」です。「自律神経調節療法」というと、とても難解な治療法のように聞こえますが、平たくいえば、ストレスによって乱れた自律神経のバランスを整える方法を、患者さんへ具体的にアドバイスするというものです。

長年、便秘に悩まされてきた患者さんにお話を伺うと、便秘の治療はいまだに「下剤を出しておきますね」で終わってしまうことが多く、患者さんは「便秘を解消するために、どういうことをしたらいいのか？」という質問すら、なかなかできないそうなのです。

それならばと、診察の際に、私の研究テーマでもある自律神経についての説明や、自律神経のバランスを整えるために私自身が実践していることを「具体的に」お話しするようにしたところ、患者さんに大変喜んでいただくことができ、便秘改善のための生活習慣改善にも積極的に取り組んでもらえるようになりました。

正確な比較をしたわけではありませんが、薬物治療のみではなく、自律神経調節療法を組み合わせた便秘治療のほうが、患者さんの満足度が高く、便秘改善にもよい結果を生んでいるように思います。

本項では、まず自律神経と便秘の関係について簡潔に説明をし、次に私の外来で用いている自律神経調節療法について、具体的に紹介していきます。

1. 自律神経と便秘

近年、「脳腸相関」という言葉が注目されています。**脳腸相関とは、脳がストレスを感じると、腸の動きが悪くなったり、反対に腸内環境が悪くなると気分に影響が出たりする現象のことです**（図1）。脳と腸のつながりは一方向ではなく、双方向で影響し合っていることは経験的にいわれてきましたが、そのメカニズムが最近の研究で明らかになりつつあります。そして、この「脳と腸の双方向コミュニケーション」をとるうえで鍵になっているのが、自律神経です。

腸の運動は、生命維持を担う他臓器と同様に、自律神経の交感神経系と副交感神経系による二重支配を受けています（表1）[2]。交感神経系は「闘争か逃走か」の神経であり、交感神経系

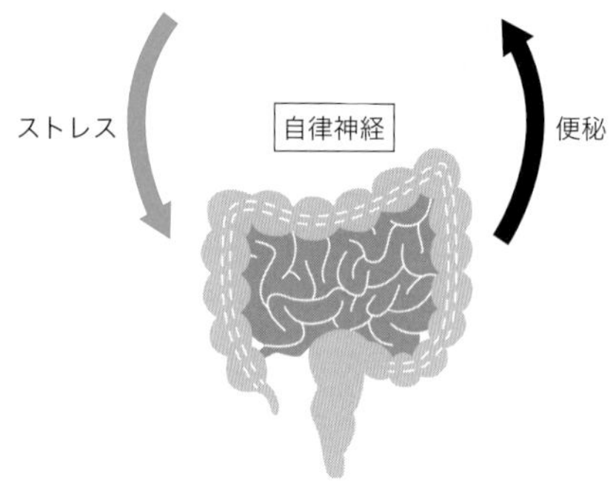

図1　脳腸相関

表1　自律神経の働き

効果器		交感神経刺激	副交感神経刺激
眼	散瞳筋	収縮	ー
	縮瞳筋	ー	収縮
肺	気管・気管支	弛緩	収縮
心筋		心拍数増加 心収縮力増加	心拍数減少 心収縮力減少
消化管	輪状筋・縦走筋	活動低下	活動亢進
	括約筋	収縮	弛緩
外分泌腺	唾液腺	粘液性分泌	漿液性分泌
	消化器腺	分泌低下	分泌
	腸粘膜腺	分泌低下	分泌
肝臓		グリコーゲン分解 糖新生	ー
骨格筋		血管拡張	ー

（後藤由夫，ほか：自律神経の基礎と臨床（改訂3版），p31）

の興奮時には、消化管の活動が抑えられ、闘争あるいは逃走に必要な活動を促進しています。一方、副交感神経系は「休息」の神経であり、副交感神経系の興奮時には、消化管の活動が亢進し、栄養吸収や排泄を促します。この2つの神経系がバランスをとって活動することで、人間の生命活動は維持されているのです。

しかし、ストレスによって自律神経のバランスが乱れます。自律神経の働きをコントロールしている脳の視床下部は、ストレスを感じると交感神経系を活性化し、交感神経系の活動が優位な状態が続くと腸の動きを悪くしてしまうため、便秘になってしまうのです。しかも、この**「ストレスによる便秘の症状」が、さらなるストレスとなり、ますます便秘を悪化させる、という悪循環に陥りやすい**のが厄介です。

そのため、便秘治療にあたっては、腸だけにアプローチをするのではなく、脳へのアプローチ、すなわちストレスへの対処法も合わせて指導することが、治療効果をより高めると考えています。ただし、現代社会は「ストレス社会」といっても過言ではなく、次々と押し寄せてくるストレス自体をコントロールすることはかなり困難です。そこで重要なのが、ストレスによって乱れた自律神経のバランスを整えることなのです。

2. 自律神経調節療法

1）ワンツー呼吸法

ストレスがかかると交感神経系が活性化し、呼吸や心拍が早くなるとともに、「心拍変動」が小さくなることが知られています[3)]。心拍変動とは、心拍間隔の生理的な変動、すなわち心拍の「ゆらぎ」をあらわしています。交感神経系と副交感神経系という2つがバランスよく機能しているときの心拍変動は大きくなります。しかし、大きなストレスを受けると、交感神経系の活動が強まり、心拍変動は小さくなってしまうのです。

古くから、ヨガ・太極拳・瞑想などのゆっくりとした呼吸法には、リラックス効果があるといわれています。心拍変動を用いて調べた報告によると、1分間に4〜6回のゆっくりとした呼吸法は、心拍変動を増加させることがわかりました[4)]。

そこで、まず患者さんに指導するのが、ゆっくりとした呼吸法、通称「ワンツー呼吸法」です。具体的には、「4秒かけて吸い、8秒かけて吐く」、これを5回繰り返すという、ごく簡単なものです。「吸う：吐く」を1：2の割合で行うということから、「ワンツー呼吸法」と呼んでいます。

何らかのストレスを感じたときや、家事・育児・仕事・通勤・通学の合間など、ちょっとした時間でワンツー呼吸法をやってみるようにアドバイスしています。「腹式呼吸で」とか「胸式呼吸で」などと気にしてしまうと、それがまたストレスになりかねませんので、細かいことは気にせず、とにかくやってみることを強調しています。

2）１分体操

軽い負荷の運動は、即時的に副交感神経系の活動を活性化するとともに、不安や緊張を低下させることから[5]、自律神経のバランスを整え、便秘改善にも効果が期待できます。

しかし、スポーツ庁の調査によると、便秘で悩む方が多い20〜40歳代女性の約55％は運動習慣がありません[6]。運動不足は便秘との関連も大きく、運動の機会が週１回未満の女性と比較して、週１回の運動習慣の女性では16％、毎日運動する女性では44％も便秘のリスクが低減するという報告があります[7]。

私の便秘外来にいらっしゃる患者さんも運動習慣がない方が多く、ただ「運動するように」と具体性なく指導してもうまくいかないことが少なくありません。「運動は何をすればいいのか？」、「どれくらい運動すればいいのか？」と深く戸惑い、いきなり長距離のランニングを始めたり、スポーツジムに入会したりしてしまいます。最初のうちはいいのですが、急な運動で体を痛めるなどして長続きしないだけでなく、続けられないことで自責的になり、便秘症状が悪化してしまうケースもありました。こうなると、運動を再開させることは、ほぼ不可能となってしまいます。

そういった経験も踏まえて、私は、「1分体操」を勧めています（図2）。まずは、この体操を朝晩２回やるところから始めていただきます。「たかが１分」と感じた方もいると思います

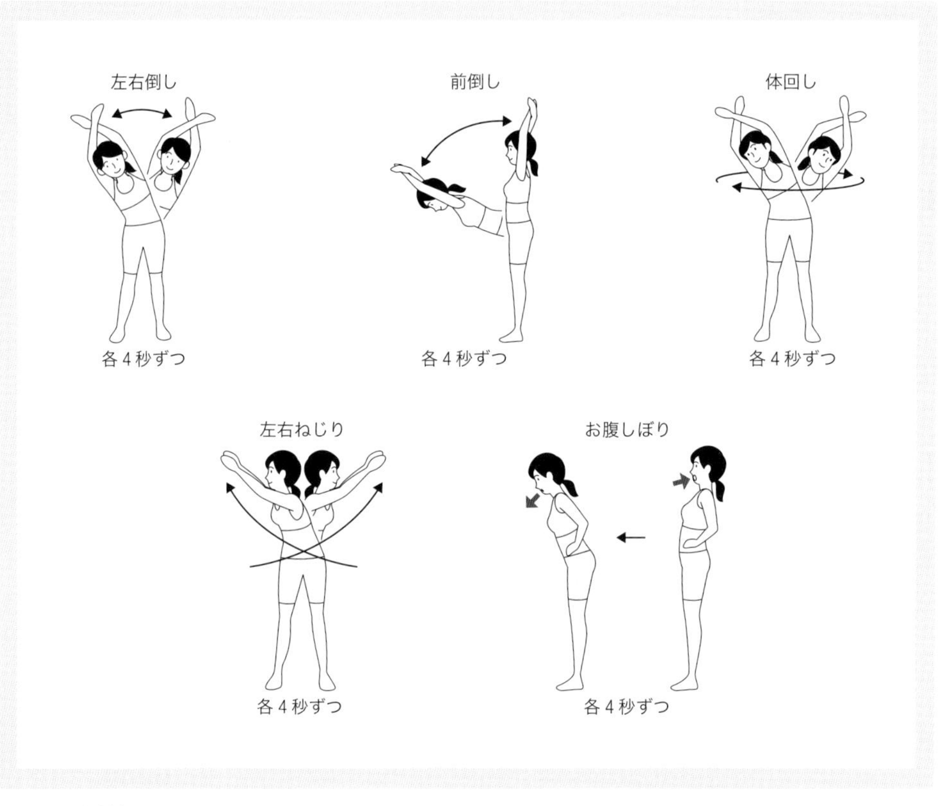

図２　１分体操

が、実際にやっていただくと、全身がほんのりと暖かくなるのを感じると思います。また、腹部をひねったり絞ったりする動きは、腸を外部から刺激して蠕動運動を助けます。

1分間の体操で自律神経のバランスがどれくらい変わるかについては、まだ十分に検討できていませんが、運動習慣のなかった患者さんへの「運動の導入」としては役立っています。

◆用語解説

脳腸相関：自律神経系やホルモン・サイトカインなどの液性因子を介して、脳と腸が双方向で密接に関連していること。

心拍変動：呼吸や血圧変動の影響による心拍間隔の生理的・周期的な変動。変動がある「ゆらいだ状態」が正常であり、自律神経の機能に異常があると、この変動が小さくなる。

! ピットフォール

- 便秘で受診する患者さんは、心理的問題を抱えていることが多いことに配慮した診療を行う。

参考文献

1) 日本消化器病学会関連研究会慢性便秘の診断・治療研究会：慢性便秘症診療ガイドライン 2017．南江堂，東京，p85，2017
2) 後藤由夫，ほか：自律神経の基礎と臨床（改訂3版）．医薬ジャーナル社，大阪，2006，p31
3) Taylor, AG, et al: Explore, 2010; 6: 29-41
4) Song, HS. et al: Appl Psychophysiol Biofeedback, 2003; 1: 13-23
5) 奥村　裕，ほか：保健医療学雑誌，2017；8：44-49
6) スポーツ庁健康スポーツ課：平成30年度「スポーツの実施状況等に関する世論調査」．スポーツ庁，2019/2/28，https://www.mext.go.jp/sports/content/1413747_001_1.pdf（2020年7月6日アクセス）
7) Dukas L, et al: Am J Gastroenterol, 2003; 98: 1790-1796

編集後記

2020年夏、本来であれば、東京オリンピック・パラリンピックが開催され、世界中から多くの方々が集まり、世界中の注目が東京、そして日本に集中していた、もっとも活気あふれる時期であったはずです。しかし、新型コロナウイルス感染症（COVID-19）のために状況は一変しました。東京オリンピック・パラリンピックは延期となり、わが国では、①患者集団の早期発見・早期対応、②患者の早期診断・重症者への集中治療の充実と医療提供体制の確保、③市民の行動変容という3つの基本戦略が提示されました。しかし、肺炎などの重篤例の発症頻度が相当に高く、国民の生命および健康に著しく重大な被害を与えるおそれがあり、かつ感染経路が特定できない症例が多数に上り、急速に医療提供体制も逼迫してきたことから、全国的かつ急速な蔓延による国民生活および国民経済に甚大な影響を及ぼすおそれがある事態と判断されました。そのため、最初は埼玉県、千葉県、東京都、神奈川県、大阪府、兵庫県、福岡県の7都府県に、その後、全国に緊急事態宣言（4月16日から5月25日）が発令されました。政府は、全国民に対し、不要不急の外出などを極力避けるよう促し、大型連休中の県外移動は法律に基づいて自粛を要請するとしたうえで、観光施設など、密集のおそれがある場合は入場制限などの適切な対応を求めました。また、全国的かつ大規模イベントの開催は、リスクへの対応が整わなければ、中止や延期も含めて慎重な対応を求めるとしましたが、すでに医学関連の学会などは、感染拡大防止だけではなく、医療者の地域医療現場への専従の徹底のためにも、延期・中止あるいはオンライン開催などとなりました。

この結果、第1波での感染爆発は抑止できた半面、経済的損失は非常に大きなものとなりました。そこで、感染防止と経済活動の回復という、方向の異なる両輪のかじ取りに迫られ、“with Corona”という新たな生活様式を取り入れて、2020年6月、7月が経過しましたが、いよいよ第2波到来という実感です。全国的な感染拡大となり、夏の帰省についても、連日のような議論になり、それぞれの地域での医療供給体制のバックアップも大きな問題になっております。

このような第二次世界大戦以来ともいわれる未曽有の世界的危機の中、本書は編集の最終段階を迎えました。現在の診療現場は、「ステイホーム」と「運動不足」が続き、「便秘」の方も増えた印象です。執筆者の先生方には、実地診療の観点をベースに、便秘の疫学・病態・定義から、疾患との関連、新たな薬剤を含めた治療について、詳細かつ平易にご説明いただき、まさに、逼迫した医療体制の中でも、医療をささえる全ての皆様が、診療の合間に短時間でも手にとって参考にする「マニュアル」として本書を刊行できたことを改めて感謝申し上げます。治療についても、それぞれの薬剤の特徴をご解説いただきましたが、さて、どういった順番で処方すべきか、と悩むこともあろうかと思います。ここに、世界消化器病学会（World Gastroenterology Organisation：WGO）のガイドラインの第一段階から第三段階を引用させていただき、皆様のご参考にしていただければと思います。

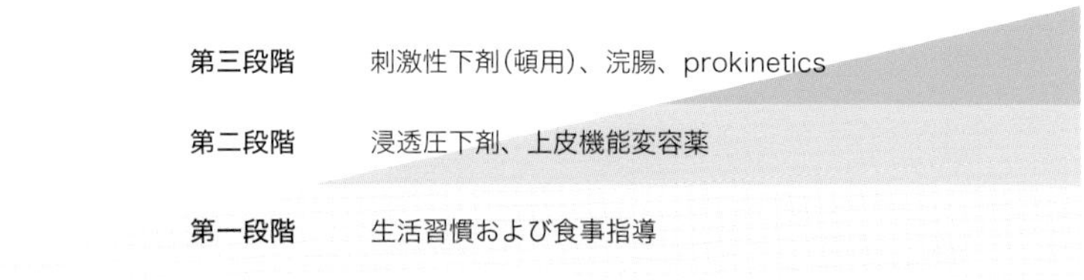

(Lindberg G, et al: J Clin Gastroenterol, 2011; 45: 483-487)

多くの皆様に好評をいただいてきた『便秘の薬物治療』の改訂版『令和版　実地臨床で役立つ　便秘マニュアル』が多くの医療現場において、これからも診察室の書棚の片隅に常備され、多くの医療関係者の方々にご愛読いただけるものとなることを強く願っております。

2020 年 8 月

東海大学医学部医学科内科学系消化器内科学　領域主任教授
鈴木　秀和

キーワード

令和版　実地臨床で役立つ　便秘診療マニュアル

2020年10月8日　第1版第1刷発行

■監修　日比　紀文、鈴木　秀和

■編集・制作・発売　株式会社協和企画

〒170-8630　東京都豊島区東池袋3-1-3

電話　03-5979-1400

■印刷　株式会社アイワード

ISBN978-4-87794-211-3　C3047　￥3000E

定価：本体3,000円＋税